出　品

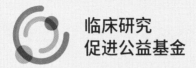

临床研究
促进公益基金

U0232426

支　持

Tigermed 泰格医药

Pharma 研发客

药物临床试验
受试者小宝典

主　编　　洪明晃
副主编　　常建青　毛冬蕾

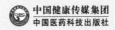

中国健康传媒集团
中国医药科技出版社

图书在版编目（CIP）数据

药物临床试验受试者小宝典 / 洪明晃主编 . — 北京：中国医药科技出版社，2022.3

ISBN 978-7-5214-2903-9

Ⅰ . ①药… Ⅱ . ①洪… Ⅲ . ①临床药学—药效试验—基本知识 Ⅳ . ① R969.4

中国版本图书馆 CIP 数据核字（2022）第 006774 号

美术编辑　陈君杞
版式设计　锋尚设计
本书插画　杨　睿

出版　**中国健康传媒集团** | **中国医药科技出版社**
地址　北京市海淀区文慧园北路甲 22 号
邮编　100082
电话　发行：010-62227427　邮购：010-62236938
网址　www.cmstp.com
规格　787 × 1092mm　$^1/_{32}$
印张　9
字数　168 千字
版次　2022 年 3 月第 1 版
印次　2022 年 4 月第 2 次印刷
印刷　三河市万龙印装有限公司
经销　全国各地新华书店
书号　ISBN 978-7-5214-2903-9
定价　52.00 元

获取新书信息、投稿、为图书纠错，请扫码联系我们。

主编寄语

目前尚有不少疾病做不到彻底治愈，且新的病魔还在不断出现，因此，人们需要不断研发新药物、新的诊疗方法，造福人类。新的药物和诊疗方法必须经过科学、严谨的临床试验评价，才可推广使用，以期获得最大的获益/风险。

没有临床试验，新的医疗产品就难以上市，而没有受试者的参与，就完不成临床试验！受试者无疑是勇敢、光荣的，受人尊敬的！

临床试验涉及很多方面，如医学、药学、伦理、法规以及试验设计、统计分析、质量管理等，而受试者多缺乏对上述知识和信息的了解。

本书就是希望全景式、公平、公正、实实在在地展现那些与临床试验相关的事情，特别是站在受试者的角度，在面对临床试验或面对研究者时，如何做一个"明白人""醒目仔"。

本书有别于给研究者、申办者和管理者参考的专业书籍，作为编者，我们的宗旨和任务是站在科学、公正、独立的角度，组织国内各领域不同专业的作者，在符合法律法规、医学伦理、科学的情况下，准确、客观地提炼总结各自的经验或体会，并对受试者提出自己的意见和建议。

本书需要说明的几点内容如下。

1. 广泛代表性的作者群　本书的作者来自不同的单位，不同的专业领域，有权威的研究者、前沿的药物研发者、一线的管理者，也有参与过不同药物临床试验体验的受试者和媒体人，他们从不同的角度分享了对临床试验的理解和看法，有较好的代表性。当然，作者的广泛性不可避免会带有各自立场与个人色彩，有各自特点和角度，因此能让受试者全方位地更好地了解临床试验的目的、过程和利弊。

2. 全方位、全流程的架构　从什么是临床试验、临床试验有哪些环节，到受试者的获益与风险、受试者的权益和安全，以及受试者出现损害如何申诉索赔等均有涉及，让受试者的疑虑和问题，能得到真正的释疑和解答。

3. 形式多样的表述方式　本书试图通过不同类型体裁和题材，如专家访谈、受试者亲身体会等模块，图文并茂、深入浅出的多角度诠释，便于读者理解和接受。

4. 一再坚守的重中之重　受试者如何充分了解临床试验、如何正确选择试验项目、如何依法维护自身权益，是本书最关注、最基本的表述内容。

通过阅读本书，真心希望读者能做出适合自己的、正确的临床试验决定，并从中获益。

写一本适用于受试者的手边书，一直是本书编者的美好愿望，此为首次尝试，不当之处先表歉意，更希望广大读者提出宝贵意见、建议，在再版时进一步改正、完善。

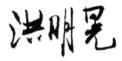

2021 年 9 月

目 录

你问我答

新药研发概念篇

临床试验概念篇

伦理审查篇

知情同意篇

临床试验流程篇

临床试验从业者篇

儿童用药临床试验篇

受试者故事

专家访谈

（按姓氏汉语拼音排序）

伤害最小　风险最少

∨

你问我答

新药研发概念篇

什么是新药？

　　药物是指有目的地用来治疗、预防和诊断疾病及对机体生理功能产生影响的物质。药品是指能够用于预防、治疗、诊断人的疾病，有目的地调节人的生理功能并规定有适应证或功能主治、用法和用量的物质，包括中药、化学药和生物制品等。我们知道，食物是为正常的人体代谢提供能量和营养物质。药品则不一样，它通过引起生理或心理上的变化来调节疾病的状态，或减轻症状，或消除病痛，用来预防、治疗及诊断疾病。

　　工业革命之后，人工合成的药物开始出现了。1883年，德国化学家路德维希·诺尔（Ludwig Knorr）合成的安替比林是第一个人工合成药物，被广泛用于镇痛，直到20世纪初才被阿司匹林取代。

　　从那之后，人工合成药物与天然提取药物，成为新药研发的主要发展方向。本书主要讨论的是化学药。

　　在我国，按照国家市场监督管理局颁布的《药品注册管理办法》分类，化学药包括化学药创新药、化学药改良型新药和仿制药等。创新药是境内

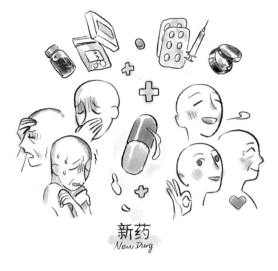

新药
New Drug

外均未上市的，含有新的结构明确、具有药理作用
的化合物，且具有临床价值的药品。改良型新药是
境内外均未上市，指在已知活性成分的基础上，对
其结构、剂型、处方工艺、给药途径、适应证等进
行优化，且具有明显临床优势的药品。两者皆强调
具有明显的临床优势和价值。

为什么要研发新药？
所有疾病都有药可治吗？

疾病是机体在一定的条件下，受病因损害作用
后，因自稳调节紊乱而发生的异常生命活动过程，
并引发一系列代谢、功能、结构的变化，表现为症

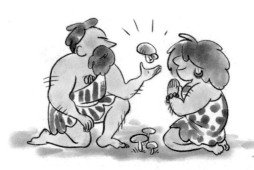

状、体征和行为的异常。疾病可以是由外部因素引起的，比如细菌或病毒感染；也可以是内部功能障碍引起的，比如胰岛素分泌障碍。

由于疾病不仅在患者身体上产生影响，而且在心理上影响患者，所以人类一直都在寻找缓解和治愈疾病的方法和药物。纵观整个人类历史发展进程，治疗疾病的不懈努力可以追溯到史前时代，公元前7000年至公元前5000年的洞穴壁画就已经证实了人类开始使用具有致幻作用的蘑菇。而神农尝百草的故事在我国更是家喻户晓，也是我国祖先开始"临床试验"的萌芽。

17世纪，苏格兰海军军医詹姆斯·林德（James Lind）进行了著名的坏血病临床试验，开创了临床试验的先河。临床试验方法学发展经历了漫长的探索和实践过程，出现了临床试验对照设计、安慰剂设计、研究对象分配方法等方法学的探索和应用，逐渐形成了临床对照试验、病例对照试验、队列试验、半随机对照试验等多种临床试验设计，此后

100多年里，临床试验方法学日趋成熟，进入了快速发展时期。

在19世纪中期，新药研发系统所需要的技术学科尚未建立，早期的新药发现不得不依赖于偶然。随着基础科学（如化学、生物学及药理学）和应用科学（如转基因动物模型、分子模拟及计算机科学等）的发展，新药研发取得了跨越式的进步。有些威胁生命的疾病，如天花，已彻底消失了。

但是，全球仍有许多种疾病仍旧无药可治。主要有两种情况，第一种情况是新出现的疾病，比如新型冠状病毒肺炎。科学家们虽然很快就搞清楚了病原体，但研发特效的治疗药物需要时间；第二种情况更为普遍，那就是科学家们还没有弄清楚致病的原因，或者是与疾病状态相关的生物调控回路，比如阿尔茨海默病，所以很难研发出有针对性的治疗药物。

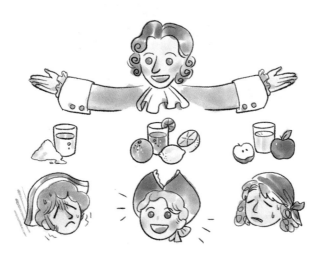

药物有什么类型？

药物通常来源于植物、动物、微生物、矿物，也可通过化学合成及生物技术等手段获得，依据来源将其分为中药与天然药物、化学药物和生物技术药物。

天然药物是从动物、植物或矿物中分离提取出来的天然产物，其不等同于中药或中草药。大多数抗生素，如众所周知的青霉素、青蒿素等都是天然药物。天然药物的生产可以是天然原料提取，可以是人工合成，也可以是生物工程技术，比如发酵。

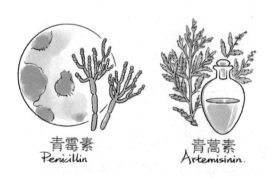

青霉素
Penicillin

青蒿素
Artemisinin

化学药物是科学家设计并合成的，大家平时接触到的大多数药物，如家喻户晓的阿司匹林，就是人工合成药物；因为这些药物的分子量相对较小，通常把它们称为小分子药物。这些药物的来源是人工设计与合成，但是它们的生产可以用生物工程技术来实现。

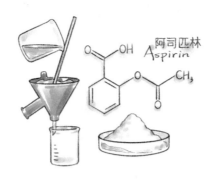

生物技术药物是指通过生物工程技术开发和生产的生物分子，包括蛋白质（抗体）、多肽或核酸等功能性生物分子。因为这些生物分子的分子量相对较大，通常把它们称为大分子药物。大多数生物技术药物不是天然的生物分子，而是经过生物工程技术加工后产生的具有药效的新型生物分子。

值得一提的是，上述的分类并不具有唯一性。由于天然药物没有分子量的限制，其中有小分子药物，如青霉素，也有大分子药物，比如胰岛素，它同时还是生物技术药物。

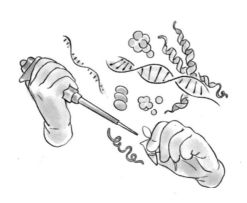

疫苗是一类很特殊的药物，它主要用来预防某些（细菌或病毒）传染性疾病。疫苗的功能是激发人体的免疫反应，从而获得对特定致病源的抗体，抵抗它们的入侵。疫苗的组成比一般的治疗性药物复杂得多，可以是灭活病毒，也可以是遗传物质。

另外，药物也可以根据其他的性质分类，比如根据给药方式，分为口服、吸入、注射等；根据药物作用机制分为基因治疗药物；免疫治疗药物等；根据药物剂型分类，分为片剂、胶囊、软膏等。其中基于作用机制的分类非常重要，因为它决定了研发过程的不同，比如基因治疗药物必须能起到对人体基因的修复作用，而免疫治疗药物则是要调节（激活或抑制）人体的免疫反应。

什么是新药研发？
需要哪些步骤和流程？

新药研发是一项关系到生命科学各个方面的、非常复杂的工业体系。研发一款新药不但耗时耗资，而且具有极高的不确定性。

以小分子化合物为例，新药研发是通过研究

致病机制及其相关生物调控体系，获得成分已知、质量可控和稳定、安全有效的化学药物或生物技术药物，经过研究和开发阶段，用于已知疾病的缓解、治疗、预防或诊断。

药物研发的基本流程包含药物从实验室发现到上市应用的整个过程，总体可以分药物的发现研究和药物的开发两个阶段。

1 在新药研究阶段包括靶点的确定、模型的建立、先导化合物的发现以及先导化合物的优化。大多数新药研发项目，第一步是从确认药物的靶点开始，确定与靶向特定疾病有关的靶标分子是现代新药开发的基础。在大多数情况下，这是与某种疾病相关的功能性蛋白

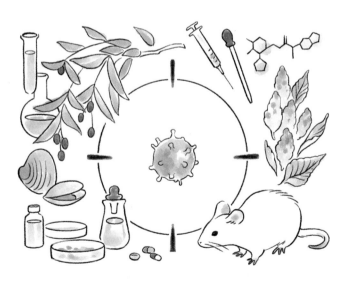

质。研发药物的目标就是找到能调节该蛋白质功能的物质，进而改变疾病的状态。

2 第二步是寻找苗头化合物。选定了药物作用的靶点和筛选模型，药物化学家就要找到一个对该靶点有作用的化合物，我们把最初找到的具有初步活性的化合物叫作苗头化合物。

3 第三步是优化先导化合物，并确定候选药物。最初发现的苗头化合物只是具有潜在活性的化合物，但是活性不够、杂乱无章且可能具有毒性。药物化学家要对苗头化合物进行结构方面的扩展，展现其活性，我们将最初筛选出来的化合物称为先导化合物。先导化合物是具有某种生物活性和化学结构的化合物，是现代新药研发的出发点。

4 第四步是新药的非临床研究，包括药理药效学研究、毒理学研究和药代动力学研究。这些研究一般在动物体内开展。动物实验必须由经过培训的、具备研究学位或专业技术能力的人员进行或在其指导下进行。先在动物体内评估药物的安全性和疗效，保留那些有效的，再剔除那些有不良反应的化合物。在这个阶段需要合成工艺、毒理学、药理学、药代动力学和药剂学等多学科相互协作，且各学科都需要分析化学的支持。

以上过程统称为临床前研究。当候选药物通过了临床前研究后，就要向药品审评部门提交新药临床研究申请，此后便踏上临床试验之路。这是整个流程中最关键的步骤，因为临床试验的结果将决定这个药物能不能获得医药界的认可和药品监管部门的批准，最终让患者获益，我们将在以下篇章详细介绍。

研发新药的源头是基础生命科学研究。毫不夸张地说，所有基础生命科学的研究人员都在为新药研发做贡献。从及时发现致病的原因，到深入研究病变的机制，都会发现新的药物靶点。有了新的靶点，科研人员，同样是生命科学领域的科学家，就能立项研发新药了。通过测试和筛选到了临床阶段，相关疾病领域的临床研究者就成了临床试验的主导，设计、开展与实施临床试验。

研发一种新药需要多少费用？耗时多久？

新药研发的不确定性极强，因此投入和风险都很高。2019年全球用于新药研发的投入超过1800亿美元，其中瑞士罗氏制药研发投入超过120亿美元，位居榜首。

美国医学会杂志（JAMA）2020年3月发表的一项研究显示，将一款新药推向市场的中位数成本为9.85亿美元，平均成本为13亿美元。

研发新药的费用主要用于进行临床研究以证明其安全、有效、质量可控。根据药物用途的不同，成本从1000万美元到20亿美元不等，但是真正增加成本的原因是90%的试验药物由于不安全或无效而无法进入市场，失败率极高，因此新药研发费用还需要覆盖失败药物的研发费用。

研发新药不但投入巨大，研发的难度和时间也越来越长。平均而言，一种新药至少要花十年时间才能完成从最初发现到上市的整个过程，仅临床试验就需要6~7年的时间，甚至更长。

本章撰文：梁贵柏

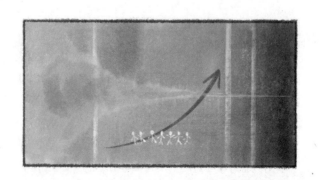

临床试验概念篇

什么是新药临床试验？

临床试验是指任何在人体（病人或健康志愿者）进行药物的系统性研究，以证实或揭示试验药物的作用、不良反应及（或）试验药物的吸收、分布、代谢和排泄，目的是确定药物的疗效和安全性。一般是在动物实验中开展初步研究，获得一定的安全性数据后，需要进一步在人体内验证其疗效和安全性时进行的临床试验。

新药临床试验的种类很多，根据试验目的，临床试验可以是观察药物在人体内怎么起作用的，药物吃进去或者打进人体之后"跑到"人体的哪里去了，怎么出去的，什么时候出去的？这些药是怎么发挥疗效的？除了好的疗效是不是安全呀？是否还有我们不想要的不良反应？了解这些事情都需要做很细致的精确的临床试验。临床试验会持续几年到数十年不等，任何一种药物或是疗法都要经历这个步骤，设计、执行良好的临床试验是发现能够提高人类健康的最快和最安全的方法。

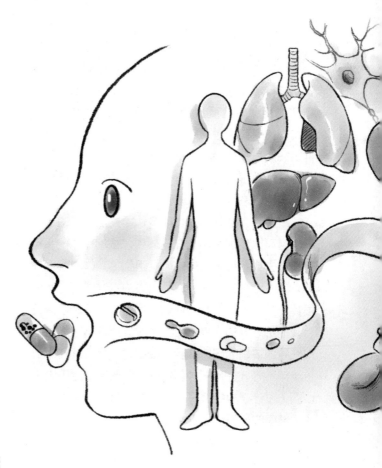

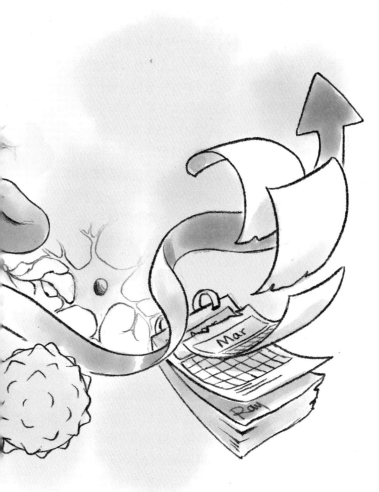

什么是仿制药的生物等效性试验？

除了新药，还有仿制药，仿制药是指与原研药具有相同的活性成分、剂型、规格和给药途径，且经证明具有治疗、安全性等效性可相互替代的产品。因此，仿制药上市之前要求开展生物等效性试验。生物等效性是指在同样试验条件下，试验制剂和对照标准制剂在药物的吸收程度和速度的统计学差异。当吸收速度的差别没有临床意义时，某些药物制剂的吸收程度相同而速度不同也可以认为生物等效。仿制药与原研药应效果等效，可以相互替代。

可见为确保同等效果，应该药学等效和生物等效。

新药研发为什么要开展临床试验？

一个药物研制出来，为什么不能直接进入市场销售，而先要做很复杂的临床试验呢？大家知道，远古就有神农氏尝百草的故事，这是因为所有的药物都可能有不良反应。如果药物不安全，不仅不能给患者治病，可能还会带来很大的麻烦呢！为了把药物的作用机制、安全性和疗效了解清楚，各国药品监管部门都要求药厂在新药上市前开展符合科学流程和高质量的新药临床试验。新药通过临床试验积累了很多数据，这样在医生给病人开药前，就知道某一种新药的治疗效果、适用人群以及可能发生的不良反应等情况，在使用的时候可以选择合适的患者和合适的剂量，因此更加安全。新药临床试验有以下几个作用。

- 了解新药潜在的临床应用价值（安全性及有效性）。
- 确定新药的最佳剂量及使用方法。
- 为新药能够得到国家的批准提供充分的材料。
- 为医生和患者正确使用新药提供依据。

新药在什么样的情况下能够被批准上市呢？第一，这个药比市场上其他同类药疗效都好，显示出了最优的疗效；第二，这个新药和市场上已有的药品疗效相似但不良反应更小；第三，因为改进了工艺，降低了研发和生产成本，药物更加便宜了。这三种情况都可能使新药得到批准上市。

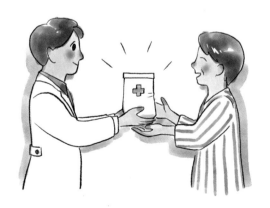

受试者对保护人类健康
有哪些贡献？

　　临床试验是一项伟大的事业，是为了人类共同健康福祉而进行的科学协作。20世纪是临床试验方法学及临床医学相关学科快速发展的时期。自1938年临床流行病学这一术语使用以来，循证医学、转化医学、精准医学与个性化医学相继出现。随着临床医学、计算机信息学的迅速发展，许多新技术、新学科和重要事件都对临床研究的发展起到极大的促进作用。然而，在临床试验过程中我们发现，真正又快又好地进行新药临床试验还有很多困难。我们的社会对新药临床试验给医学发展带来的贡献还需要充分的理解，人们还没有意识到新药、好药是等不来的，而是需要努力协作研制出来。医学发展离不开新药临床试验，我们每个人都有义务为医学发展做出贡献。

　　开展临床试验收集科学数据，来验证一个正在

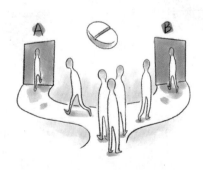

研发的药物是否安全和有效，只有通过受试者的参与才能进行，如果没有他们加入，临床试验无法进行。因此，健康志愿者的支持，患者及家属的理解，是多么重要。

参加临床试验的受试者主要分为两类：一类是健康受试者；另一类是患者。一般而言，Ⅰ期临床试验受试者要选择健康受试者。Ⅰ期临床试验包括人体耐受性试验和药代动力学试验两部分，主要是观察人体对试验药物的耐受程度和药代动力学，为制订给药方案提供依据。而入选严格的健康受试者可以较好地代表同一个地域种群的一个普遍性特征。

但有一些特殊情况，一些毒性较大的药物，如细胞毒性药物、成瘾性药物等，健康受试者作为试验对象是不符合伦理要求的，这种情况下会选择患者作为研究对象。

因此，受试者参加临床试验对人类健康发展做出了无可替代的贡献，全社会都应该感谢他们！

撰文：常建青　毛冬蕾

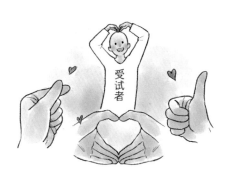

经常听到的Ⅰ期、Ⅱ期、Ⅲ期临床试验是什么意思？
新药临床试验为何要分期进行？

　　科学界和临床医学界对某种药物的了解是一点一滴逐步获得的，所以临床试验的规模也是从小到大的。随着每期临床试验的进行，药物研发人员对

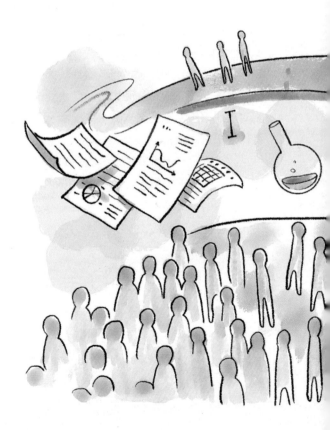

新药逐步了解并掌握它的特性，使它可以相对安全地预防或治疗疾病。根据之前的行业经验和国家市场监督管理总局《药品注册管理办法》，临床试验一般分为四个阶段。

Ⅰ期　　是新药首次用于人体的临床试验，本期试验一般由少数健康受试者（抗肿瘤类药物等的试验除外）。为了保证人们

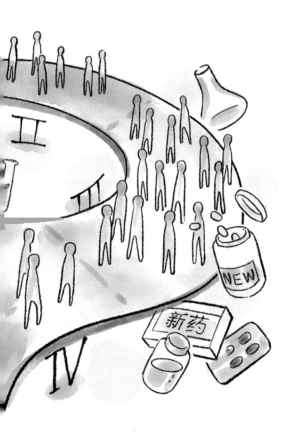

的安全，参加试验的受试者均经过严格挑选，避免入选任何正患有疾病或正在同时服用其他药品的人。病例数一般20~30人，这期的试验目的是初步探索人体对新药的最大耐受剂量及其产生不良反应的耐受性和安全性评价。通过试验，可以对新药有一个初步的了解，包括药物是怎么进入到身体里又是怎么代谢出来的，有什么样的不良反应等，在临床试验开展过程中，药物的剂量由小至大，研究者记录初步的剂量，由小至大，记录初步的临床药理学及人体安全性，包括药物在体内吸收、分布、代谢和排泄。I期临床试验的时间一般需要1~3年。

II 期

在I期临床试验里获得了重要的安全性数据后，就可以再扩大一些人数开展II期试验了。II期临床试验的研究对象一般为患者，每组一般要超过100名，主要是对新药的有效性、安全性进行初步评价，确定给药剂量，为后续研究设计提供依据。在实施过程中，一般采用随机双盲对照试验，与标准疗法/安慰剂进行对照，探索和验证药物对患者的治疗作用和安全性。

本期试验一般由患者来参加，但也要经过严格筛选，就像筛选飞行员一样，要做各种检查。研究人员会制定各种标准，只有符合这些标准的患者才能进入试验。这期试验的目的是要找到合适的治疗剂量，看看哪个剂量最有效、最安全，如果发现这个新药的确能够看到疗效，而且比较安全，那就会继续做Ⅲ期临床试验，但如果效果不好或安全性不好，就会终止研发。这样被早期终止的新药还是很多的。此期试验通常需要2～3年。

—————
Ⅲ 期 在前面有效性和安全性数据的基础上，制药企业和临床医生才能开展大型的临床试验，Ⅲ期临床试验通常需要在多家临床研究机构中开展，而且多是与其他已上市药品对照的临床试验，用更大的人群了解新药的有效性和安全性。Ⅲ期临床试验的目的非常明确，就是如果结果满意，就要用它来向药监机构申请新药上市许可。所以这期临床试验是决定新药是否上市的一件大事，通常需要3～4年甚至更长的时间才能够完成。会有很多的研究者和患者为这期试验花费精力和体力，药厂会投入很多财力、物力。但是这期试验也可能失败，如果结果达不到预期的目标，这个新药就会被终止。

—————
Ⅳ 期 Ⅳ期临床试验是在新药获准上市后开展的进一步临床试验。这期试验是在真实的临床实践中用更大数量的患者进行用药观察，参与的受试者基本是平时在医院里就诊的病人，挑选的标准会放宽。目的是对新药的有效性和安全性进行大规模研究。这类试验的开展有助于发现新药罕见的不良反应，也许还能发现该新药的其他疗效。这类临床试验需要几年不等。

临床试验概念篇

药物警戒 国家药品监督管理局在新药上市后持续监测和评估，以便及时发现新药可能有的长期不良反应或不良事件，并评估长期疗效。2021年5月7日，国家药品监督管理局发布《药物警戒质量管理规范》，国家从药品不良反应监测与上市后安全性评价拓展到药品全生命周期的药物警戒，药物警戒涵盖药物全生命周期的安全性监测，包括不良反应监测和其他安全性监测。其目的在于通过药品上市许可持有人（MAH）制度和申办者建立的药物警戒体系，最大限度地降低药品安全风险，体现了我国药监机构对于用药安全的重视。随着我国MAH制度的落实，药物警戒也将得到发展和完善，成为药物全生命周期的风险监测、衡量获益风险比的重要方式，为患者用药提供安全保障。

融合设计 随着Ⅰ～Ⅲ期临床试验分期逐渐模糊，临床试验的设计方法越来越多，其中包括融合设计。近年来，临床试验的分期也有了新变化。美国FDA颁布的Ⅰ/Ⅱ期临床试验联合无缝设计（Seamless Design）不再将Ⅰ期、Ⅱ期与Ⅲ期截然分开，而是将Ⅰ/Ⅱ期联合——剂量递增+扩展设计，这种设计思路多用于抗肿瘤药试验。这种先进的临床试验模式，将会加快新药临床试验的速度。

撰文：洪明晃

什么是真实世界研究？
它与传统的随机、双盲、安慰剂
对照试验有什么不同？
它的适用范围是什么？

目前国内外上市新药的临床试验大都采用我们书中介绍的传统、经典的随机、双盲、对照临床试验，新药在上市前充分获得经过试验的循证医学证据，因此随机对照试验被认为是评价药物有效性和安全性的金标准。然而，由于随机对照试验本身存在三大局限性，且国际上通过不断尝试，已经积累了关于真实世界的丰富实践经验，证明真实世界有效可行，因此，2020年1月7日国家药品监督管理局发布《真实世界证据支持药物研发与审评的指导原则 (试行)》(2020年第1号)，鼓励真实世界研究发展，促进药物创新研发，提升工作的质量和效率。

与对照临床试验不同，真实世界研究是指，将药物真实的使用在患者身上，然后通过在真实世界环境下收集与研究对象健康有关的数据(真实世界数据)或基于这些数据衍生的汇总数据，通过分析，获得药物的使用情况及潜在风险-获益的临床证据(真实世界证据)的研究过程，这些数据包括日常收集的各种与患者健康状况和诊疗及保健有关的数据，通常来源于卫生信息系统、医保系统、疾病登记系统、国家药品不良反应监测哨点联盟等。

由于药物上市后将广泛应用于各类不同情况或

状态的患者，包括上市前随机对照试验中无法纳入观察评价的患者如老人、儿童或者孕妇，故而真实世界的干预措施与临床实践基本一致，主要考察评价药物在实际临床应用条件下的安全性、有效性、质量可控性。在大多情况下，真实世界和随机对照试验相辅相成，真实世界所产生的证据往往可以作为药物上市前对照临床试验证据的补充。

为了保证真实世界管理有法可依、有理可据，保护参加临床试验受试者的权益和安全，《真实世界证据支持药物研发与审评的指导原则（试行）》（2020年第1号）、《真实世界研究支持儿童药物研发与审评的技术指导原则（试行）》（2020年第22号）及《用于产生真实世界证据的真实世界数据指导原则（试行）》（2021年第27号）等相关指导原则先后发布，指导真实世界数据的收集、提取和适用性评价等，其中，《真实世界证据支持药物研发与审评的指导原则（试行)》明确给出了真实世界证据支持药物监管决策的6种情形，包括：①为新药注册上市提供有效性和安全性的证据；②为已上市药物的说明书变更提供证据；③为药物上市后要求或再评价提供证据；④名老中医经验方、中药医疗机构制剂的人用经验总结与临床研发；⑤指导临床研究设计；⑥精准定位目标人群，确保受试者能够在生命健康以及合法权益受到保障的情况下使用最新研制的相关疾病特效药，也为真实世界研究在国内的进一步发展指明了方向。

目前，全球范围内使用真实世界证据支持药物监管决策已经有许多案例，其中在国内被大家所熟悉的主要包括：贝伐珠单抗基于超适应证使用的真实世界研究证据扩大联合用药；地舒单抗利用我国台湾健保数据和我国香港临床数据产生的真实世界证据支持新增骨质疏松适应证；以及普拉替尼使用海南博鳌乐城真实世界证据支持在内地获批使用。

撰文：孙丽霞

为什么要监管药物临床试验？

第二次世界大战以后，世界制药工业进入了突飞猛进的发展阶段。20世纪50年代初开发的"反应停"（沙利度胺）主要用于治疗妊娠恶心、呕吐等症状。"反应停"上市以后，很受各国孕妇的欢迎，但是，世界各地陆续出现大量关于"海豚肢"畸形婴儿的临床报道。研究表明，罪魁祸首正是他们的妈妈在怀孕期间服用的"反应停"。

"反应停"悲剧最终导致了上万名"海豚肢"孩子出生，还有差不多同样数量的孩子死在母亲体内，这是人类至今最惨痛的药害惨剧。惨痛的教训让人类认识到，必须在新药上市前确定其有效性和安全性。

1962年，美国出台了《Kefauver-Harris修正案》，即《食品药品和化妆品法》，该修正案要求药品上市前药厂必须向监管部门提供有效性及安全性证明，确定了关于药物上市需要开展的临床试验分期以及基本要求。此后，日本及欧洲各国纷纷立法，要求新药在上市以前必须开展对照临床试验，以验证药物的安全性和有效性。从此以后，临床试验成为新药开发的必经之路。时至今日，临床试验在新药开发中的地位依旧举足轻重。

撰文：郑航

我国如何监管药物临床试验？

为了保护受试者权益，人体临床试验属于各国政府部门严格监管的范围，我国也不例外。

首先，开展临床试验必须依法经过国家药品监督管理局批准，这在2020年被称为市场经济基本法的《中华人民共和国民法典》，和2019年发布执行的修订版《中华人民共和国药品管理法》里都有明确规定。实际上，临床试验批准制早在20世纪80年代就开始实施了。

1985年7月1日施行的《中华人民共和国药品管理法》规定"国务院卫生行政部门和省、自治区、直辖市卫生行政部门可以成立药品审评委员会，对新药进行审评，对已经生产的药品进行再评价"。2001年12月1日执行的第一次修订版《中华人民共和国药品管理法》规定"研制新药，必须按照国务院药品监督管理部门的规定如实报送研制方法、质量指标、药理及毒理试验结果等有关资料和样品，经国务院药品监督管理部门批准后，方可进行临床试验。药物临床试验机构资格的认定办法，由国务院药品监督管理部门、国务院卫生行政部门共同制定。药物临床试验机构必须执行药物临床试验质量管理规范。"

时隔30多年，《中华人民共和国药品管理法》经过业内专家多番讨论和交流，进行了第二次修订。《中华人民共和国药品管理法》规定，将开展药物临床试验应当符合伦理原则并经伦理委员会审查同意，应当向受试者或者其监护人如实说明和解

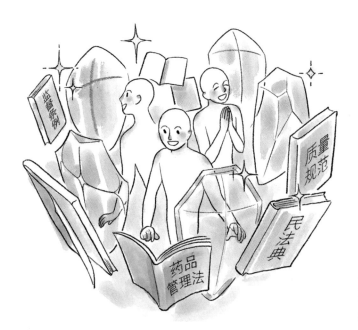

释临床试验的目的和风险等详细情况，取得受试者或其监护人自愿签署的知情同意书，并采取有效措施保护受试者合法权益首次纳入法律条文从而固化下来。这对于药物临床试验的发展，特别是站在受试者的立场，无疑是里程碑式的进步。

2020年，《中华人民共和国民法典》发布施行，第一千零八条规定，"为研制新药、医疗器械或者发展新的预防和治疗方法，需要进行临床试验的，应当依法经相关主管部门批准并经伦理委员会审查同意，向受试者或者受试者的监护人告知试验目的、用途和可能产生的风险等详细情况，并经其书面同意。进行临床试验的，不得向受试者收取试验费用"。足见国家对于临床试验受试者的权益保护重视程度。

为了法律的新规定落地，配套政策，如《药品注册管理办法》《医疗器械监督管理条例》《药物临床试验质量管理规范》都在近两年内修订，并在条款里具体落实了保护受试者权益，并规定研究者和企业的职责。

为了临床试验申报资料的真实性和一致性，研究过程的合规性，包括在省级监管部门，还需要对临床试验过程进行监督检查。如果违反规定，处罚也是相当严厉。例如在药物临床试验期间，发现存在安全性问题或者其他风险，临床试验企业未及时调整临床试验方案、暂停或者终止临床试验，或者未向国务院药品监督管理部门报告，将被责令限期改正，给予警告；逾期不改正的，将被处以一定数额的罚款。

可以看到，为了保护受试者的权益和安全，从临床试验批准前到批准后的实施过程，政府主管部门都在严格监管着，正在与国际通行标准全面接轨。

撰文：常建青

我国药物临床试验机构经历了哪些变化和发展？

一般来说，药物临床试验需要在医疗机构开展。在我国，开展药物临床试验的医疗机构叫药物临床试验机构。

药厂获得政府和医疗机构的行政和伦理审查两个批准后，就可以将药物拿到医院进行临床试验

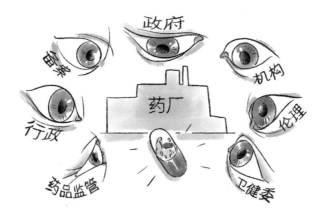

了。不过，不是随便哪家医院都可以进行用于支持上市申请的药物临床试验的，必须达到国家药品监督管理局和国家卫生健康委员会规定的软件和硬件要求并在国家药品监督管理局专门的网站通过备案后，才可以承接支持上市申请的药物临床试验。截至2021年5月，全国已有超过1100家医疗机构获得了这样的临床试验研究资格。

药物临床试验机构下设专门的管理办公室，依据国家的法律法规，对本机构的临床试验进行管理；另外，还会设立独立的机构伦理委员会，对在本机构开展的临床试验是否符合伦理规范的要求进行审查，以确保整个临床试验过程把受试者权益和安全放在第一位。2019年以前，我国的药物临床试验机构实行认定制，也就是说，需要国家药监局认证检查后，授予药物临床试验机构的资质，才能承接药物临床试验。

2019年以后，为了满足医药创新日益增长的对临床试验资源的需求，以及提高我国医疗机构的临床试验能力，国家药监局和国家卫生健康委发布《药物临床试验机构管理规定的公告》，临床试验机构从认定制改为备案制，不再需要认证检查，只需要医疗机构按照规定建设。达到相应条件后，向国家药监局进行备案即可，省级药监局在60个工作日内，当进行监督检查。

撰文：郑航

伦理审查篇

什么是伦理委员会和伦理审查？

根据国家药品监督管理局2020年颁布的《药物临床试验质量管理规范》规定，伦理委员会是指由医学、药学及其他背景人员组成的委员会，其职责是通过独立审查、同意、跟踪审查试验方案及相关文件、获得和记录受试者知情同意所用的方法和材料等，确保受试者的权益、安全受到保护。

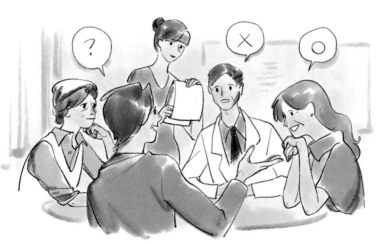

伦理委员会
Ethical Committee

伦理委员会对一项临床试验的科学性及伦理性进行审查和评估。只有那些与申请试验项目研究者和申办者无关的伦理委员会成员才能表决/提供对试验相关的事务的意见。在我国，开展临床试验的医疗机构均应设立独立运作的伦理委员会。

进行药物临床试验为什么需要伦理审查？

受试者的权益高于一切，但是这一理念经历一系列人类悲惨的历史教训换来的。这要从《纽伦堡公约》和《赫尔辛基宣言》说起。

第二次世界大战结束以后，战胜国在德国纽伦堡对纳粹军队首领进行了历史性审判，这就是著名的纽伦堡审判。当时在纽伦堡进行了另一场不为人所知的针对纳粹医生的审判，这些纳粹医生在二战期间对战犯和平民开展了惨绝人寰的反人道人体试验。这些试验没有经过受试者的同意，并强迫他们参与和接受，对其身心造成了巨大伤害。对纳粹医生审判的成果是产生了《纽伦堡公约》(Nuremberg Code)，它是人类历史上第一个关于人体试验的国际伦理原则公约。

临床试验伦理原则明确规定：受试者的权益高于临床试验的科学价值和社会价值！

为了保护受试者权益，伦理原则设置了以下四道关卡。

1 第一，知情同意。受试者在充分知情的基础上自由的表达同意与否，是参加临床试验的基本前提。

2 第二，医生职责。作为研究者的医生，必须承诺把受试者的健康和权益放在首位。

3 第三，伦理委员会。专业的独立伦理委员会对临床试验的开展和实施进行全程监管，确保受试者权益不被侵害

4 第四，社会监督。临床试验开始前，要在公开平台上登记，临床试验全过程，要将信息向社会公开。

著名的《纽伦堡公约》随后被《赫尔辛基宣言》所替代，成为最早的GCP雏形。《赫尔辛基宣言》是在1964年第18届世界医学大会上由医生们起草撰写。该宣言确定了在药物研究中为保护受试者的权益、安全及健康，医生们应尽的责任。现行版本是2013年10月世界医学大会的修订本。

撰文：赵戬

伦理委员会的职责是什么？

根据《药物临床试验质量管理规范》第十二条规定，伦理委员会的职责是保护受试者的权益和安全，应当特别关注弱势受试者。具体如下。

1 伦理委员会应当审查的文件包括：试验方案和试验方案修订版；知情同意书及其更新件；招募受试者的方式和信息；提供给受试者的其他书面资料；研究者手册；现有的安全性资料；包含受试者补偿信息的文件；研究者资格的证明文件；伦理委员会履行其职责所需要的其他文件。

2 伦理委员会应当对临床试验的科学性和伦理性进行审查。

3 伦理委员会应当对研究者的资格进行审查。

4 为了更好地判断在临床试验中能否确保受试者的权益和安全以及基本医疗，伦理委员会可以要求提供知情同意书内容以外的资料和信息。

5 实施非治疗性临床试验（即对受试者没有预期的直接临床获益的试验）时，若受试者的知情同意是由其监护人替代实施，伦理委员会应当特别关注试验方案中是否充分考虑了相应的伦理学问题以及法律法规。

6 若试验方案中明确说明紧急情况下受试者或者其监护人无法在试验前签署知情同意书，伦理委员会应当审查试验方案中是否充分考虑了相应的伦理学问题以及法律法规。

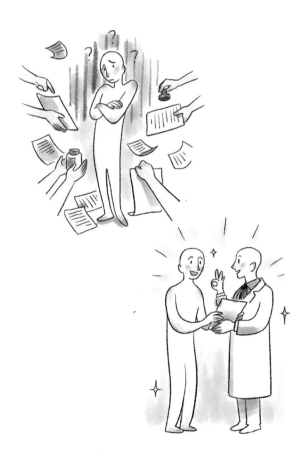

7　伦理委员会应当审查是否存在受试者被强迫、利诱等不正当的影响而参加临床试验。伦理委员会应当审查知情同意书中不能采用使受试者或者其监护人放弃其合法权益的内容，也不能含有为研究者和临床试验机构、申办者及其代理机构免除其应当负责任的内容。

8　伦理委员会应当确保知情同意书、提供给受试者的其他书面资料说明了给受试者补偿的信息，包括补偿方式、数额和计划。

9　伦理委员会应当在合理的时限内完成临床试验相关资料的审查或者备案流程，并给出明确的书面审查意见。审查意见应当包括审查的临床试验名称、文件（含版本号）和日期。

10　伦理委员会的审查意见有：同意；必要的修改后同意；不同意；终止或者暂停已同意的研究。审查意见应当说明要求修改的内容，或者否定的理由。

11　伦理委员会应当关注并明确要求研究者及时报告：临床试验实施中为消除对受试者紧急危害的试验方案的偏离或者修改；增加受试者风险或者显著影响临床试验实施的改变；所有可疑且非预期严重不良反应；可能对受试者的安全或者临床试验的实施产生不利影响的新信息。

12 伦理委员会有权暂停、终止未按照相关要求实施，或者受试者出现非预期严重损害的临床试验。

13 伦理委员会应当对正在实施的临床试验定期跟踪审查，审查的频率应当根据受试者的风险程度而定，但至少一年审查一次。

14 伦理委员会应当受理并妥善处理受试者的相关诉求。

伦理委员会如何运作和审查？

伦理委员会委员可以采用招募、推荐等方式，从医药专业人员、非医药专业人员、法律专家及其他单位的人员中产生。按照国家卫生健康委相关文件规定，伦理委员会至少由七名委员组成，并有不同性别的委员。组建成立的伦理委员会应向国家药品监督管理局和所在地省级药品监督管理部门备案。

接受任命的伦理委员会委员应向社会公开相关信息，如委员姓名、职业和隶属单位，签署有关审查项目、受试者信息和相关事宜的保密协议，签署无利益冲突声明。

获得伦理委员会审批的目的是为了确认临床试

验所涉及的人类受试者的权益、安全性和健康受到保护，并对此保护提供公众保证。伦理委员会的法律地位、组成、功能、运作及管理规定各国可以不同，但应允许伦理委员会依据ICH指南中对GCP的规定行使职责。ICH GCP指出伦理委员会应由一组有资格和经验并能对试验的科学、医学及伦理方面进行审阅和评估的人员组成。

撰文：赵戬　许重远

知情同意篇

什么是知情同意?
什么是知情同意书?

参加药物临床试验,受试者要做的第一件事就是签署知情同意书。

知情、同意其实是个组合概念。首先是知情,研究者会用受试者最容易理解的方式介绍临床试验的目的、基本流程。受试者需要配合的内容,及从其中的获益、潜在风险和相应安全措施。在充分知情的前提下,受试者或其法定监护人才会自愿同意参加研究,并与研究者一起在知情同意书上签字,完成同意步骤。这个完整的过程叫作知情同意。

所谓知情同意,就是面临是否参加一项临床研究时,需要了解一些信息,而这些信息将对参加与否的决定产生重要的影响。受试者有权利获得跟临床研究有关的信息,包括自己将在整个试验过程中经历什么,需要注意什么,有什么风险,有什么获益。了解了以上信息后,受试者将有权利和充分的时间自己独立考虑或者回去与家人商量,之后再告诉医生是否要参加这项临床试验,别担心,即使决定不参加临床试验,也不会影响医生对您的常规治疗。在试验进行过程中,受试者有任何问题都可以向研究医生提出,并且可以在任何时候,不受到外

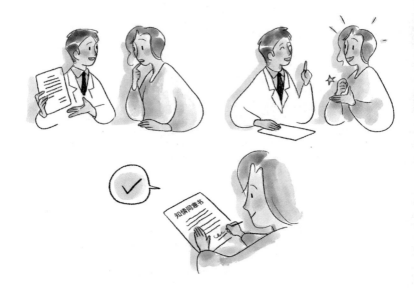

界影响的情况下，随时退出研究，这是受试者的权利，研究医生也会妥善处理好之后的治疗工作。

所谓知情同意书，就是每位受试者自愿参加临床试验的证明文件。在其参加一项临床试验前，研究者（医生）会将一份知情同意书交给受试者或其法定监护人，并详细解释其中的重要内容，里面可能包括试验性质、试验目的、试验的流程、可能的获益和风险（不良反应）、除了参加试验外可供选用的其他治疗方法、试验期间的随访次数、要做哪些检查、相关检查和药物是否免费以及一旦遇到伤害，相关的补偿事宜等内容。这些内容作为受试者要特别注意，有任何不理解或者想问的问题，可以放心提问，研究者（医生）会耐心详细解答。

如果受试者已经了解了所有以上相关信息，并且经过思考或与家人商量后决定参加这项临床试验，研究医生会在知情同意书上签字，如果受试者本人无法签字或者还没有能力签字（未满18岁），可由法定代理人/监护人代为签字。同时，受试者将获得一份原件，以便随时阅读。如果经过考虑后觉得不想参加，也可以拒绝参加，并不会对受试者造成任何不利的影响。

什么情况下，需要再次签署知情同意书？

签署知情同意书后，受试者将正式被纳入到研究过程中。在此期间，如果有试验流程调整，新的安全性信息出现，研究医生可能会要求受试者签署一份新的知情同意书。受试者在研究期间有权在任何时候、任何理由下选择停止使用试验用药或相关治疗，也可以退出试验，并且这么做不会影响接下来的治疗和医生的态度。

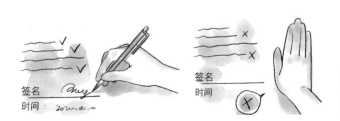

未成年人参加临床试验，谁决定并签署知情同意书？

未成年人是否参与试验完全由其法定监护人决定，如果受试者大于8周岁，还要征得本人同意，当然，也可以在任何时候退出试验，受试者的权益不会受到任何影响。

在临床试验过程中，知情同意和伦理审查是保护受试者权益的两种重要措施。在孩子决定是否加入试验之前，知情同意书可以提供这一临床试验中最重要的相关信息。儿童与法定监护人可以与研究者充分讨论知情同意书的内容，清楚地了解自己将接受什么样的治疗，以及可能带来的获益与风险。

在药物临床试验中如何保护受试者的隐私？

为保护受试者的隐私权，需提供给申办者的资料中，不应出现受试者的姓名（只能是拼音缩写）、电话、住址、住院号等身份识别信息。当受试者的姓名或其他证明身份资料必须被记录在相关资料中，如知情同意书，应由研究者妥善保存。一旦入选试验，受试者将被分配给一个唯一的研究编号，这一编号就将作为该受试者的代号被填写在所

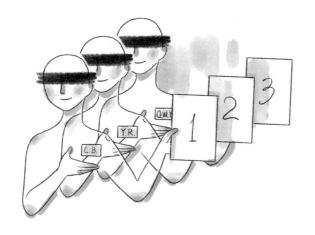

有与之相关的试验文件上，同时这一编号也决定了该受试者所接受的试验治疗分配。研究者有责任保护受试者的隐私权，申办者将仅能收到带有受试者编号的试验文件。

受试者可以在药物临床试验的任何时间退出吗？

可以的。根据《中华人民共和国民法典》和《药物临床试验质量管理规范》的规定，受试者可以自愿选择参加一项临床试验，也可以在试验的任何时间，以任何理由或无理由退出试验，这是受试者的合法权益，完全符合临床试验自愿的原则。

受试者可能在以下情况中会提出自愿退出临床

试验：认为疗效不佳、不能耐受不良反应，希望采取其他治疗方法而不愿继续试验，也有治疗过程中认为参加新药临床试验造成了不必要的负担或者受到损害，不想继续进行试验的，如果受试者拒绝继续使用药物或接受检查，研究者也会认为受试者自愿退出试验。此外，研究者基于安全或其他方面的考虑可能会决定受试者退出试验。

在退出试验后，按规定受试者应有的医疗待遇和权益不会受影响，更不会遭受歧视和报复，可以正常接受其他方面的治疗。由于受试者退出可能影响药物疗效和安全性的评估，请务必在退出试验时，告知医生并积极配合进行末次检查，并说明退出原因。虽然已经退出了研究，但在相关法律法规

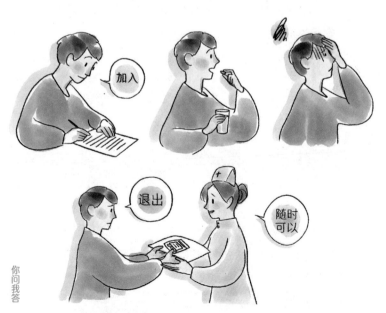

允许范围内，退出之前已获得的研究资料仍可能被采用。

退出了一项临床试验后，如果洗脱期足够，且符合其他新药试验要求的受试者，还可以考虑是否要参加其他临床试验，但不能同时参加两项临床试验。

撰文：许重远

临床试验流程篇

参加药物临床试验的筛选期时间是多久？会不会延误治疗？

医生会根据受试者现有的检查结果，结合新药临床试验方案的要求，安排受试者完成筛选检查。筛选期长短因不同疾病及不同方案而不同。抗肿瘤新药试验筛选期一般较长。在医生获得受试者检查结果后，会持续评估受试者是否满足试验方案规定的要求，如满足，则安排受试者入组试验，开始治疗。从筛选到开始治疗，通常所需的时间不会比常规治疗前的检查时间更长。但在一些特殊情况下，受试者也可能多等待一些时日，比如说，需基因检测、等待过去服用其他药物在受试者体内消除，等待的时间是否对受试者治疗造成延误，需要医生根据具体情况判断。

撰文：赫鹏

参加药物临床试验的患者，是否能自行选择治疗分组？

　　有些新药试验会有两组或两组以上，医生或研究人员安排受试者入组时，通常会随机把受试者分配到其中一个治疗组别。随机分组可确保两组均衡性，从而尽可能减少人为偏差，在这个过程，医生或研究人员及受试者均不能根据个人意愿选择治疗组别。

撰文：郝鹏

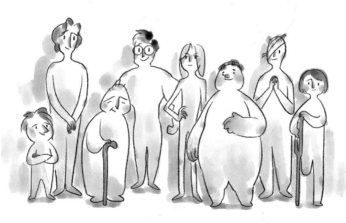

什么是随机对照试验？

　　大多数临床试验是有对照和控制条件的试验。随机的目的，是为了最大限度地减少人为和环境等因素对研究结果的影响。它的出现一方面是为了对受试者更公平，另一方面是为了保证数据的客观和科学。在随机试验中，受试者会被随机分配，因此每一名受试者都有相同的概率接受新疗法或标准疗法的治疗。

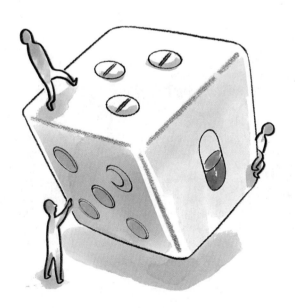

因此，需要进行随机的内容，往往是现实中容易受人为因素主观影响的关键内容。常见的就是对治疗组和对照组的分组，对试验用药药包号的随机提取；因此，随机就是把采用何种治疗方案，具体用哪一包药等，这些最容易有人为倾向性的事情，全权随机产生。

在实践中，上帝之手的角色，基本上由中立的第三方随机系统产生。系统有固定的随机算法，让每一个出现的随机结果都无规律可言，保证了公平和无偏倚。

事实上，在临床研究中，随机的前提是任何一种作为选项的治疗方案都是科学和安全的：要么是目前治疗指南下的最标准的疗法，要么是已经足够安全到可以进行临床试验，与标准治疗相媲美和抗衡的新疗法；任何一包随机药品也都是独立、专门生产，并经过严格的包装、运输、储存而得来的安全药品，有些甚至比常规的用药要求还要严格。

撰文：郝鹏

什么叫安慰剂和安慰剂效应？

安慰剂是指外观、颜色及口味都与试验药物完全一致，但本身没有治疗作用的药物。英文又叫作"placebo""sugar pill"或"dummy pill"，它包含

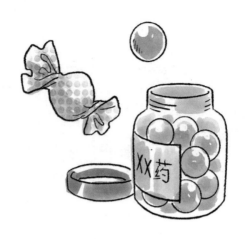

了对应试验药物的所有非活性成分，以及糖、纤维素、淀粉等本身对人体并无特殊作用的物质。在第二次世界大战时期的北非战场上，伤员非常多，但是作为麻醉药的吗啡又非常稀缺。一位名为Henry Beecher的军医在为士兵做手术时实在没有办法，就突发奇想，让护士给伤员注射了一针管生理盐水，这位伤员竟然觉得疼痛感减轻了。随后，当Henry Beecher返回哈佛大学后，又在行医中发现很多疾病，从感冒甚至到枪伤，都可以被一些本身没有疗效的"dummy pill"所治疗或改善。于是，在1955年，他第一次提出了安慰剂效应。

事实上，安慰剂效应的存在已经是不争的事实。虽然它的产生和作用机制尚无定论，但较为常见的一种解释是——大脑会在很多时候根据它自己的判断和预期分泌种类繁复、功用复杂却有针对性的化合物。它也许"欺骗"了大脑，却借

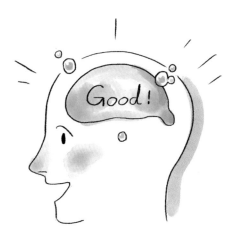

助对大脑的欺骗而发挥了实实在在的功效，即安慰剂效应。概括来说，安慰剂，是我们投给大脑的一个烟雾弹，安慰剂效应则是撒给大脑的"真实的谎言"。

撰文：郝鹏

对照组和试验组有什么区别？

　　试验组自然接受的是试验药物治疗，而对照组可能接受的是安慰剂或标准疗法。在临床，许多疾病都有成熟的治疗方法，此时，对照组就会用标准疗法；如果没有标准疗法，则可能使用安慰剂。还有一种设计，叫加载设计，试验组的患者会在标准治疗方案的基础上，添加新研发的试验药物，跟对照组的标准治疗方案对比，如果疗效更好，就说明新药能够使受试者获益。甚至一些临床试验未设对照组，在预后很差又无特殊治疗的情况下，只要证明有效、安全或提高生活质量即为有临床价值。

例如，在国家药监局药品审评中心2021年11月出台的《以临床价值为导向的抗肿瘤药物临床研发指导原则》中，明确指出了抗肿瘤药对照试验的基本思路。在对照试验中，可选择阳性照药、安慰剂或最佳支持治疗（Best Supportive Care，BSC）作为对照。在干预性的临床试验中，受试者须严格遵照试验方案接受治疗，而无法自由选择治疗药物/方案，应尽量为受试者提供临床实践中最佳治疗方案/药物，而不应为提高临床试验成功率和试验效率，选择安全性、有效性不确定，或已被更优药物所替代的治疗手段。另一方面，新药研发应以为患者提供更优的治疗选择为最高目标，当选择非最优治疗方案作为对照时，即使临床试验达到预设研究目标，也无法说明试验药物可满足临床中患者的实际需要，或无法证明该药物对患者的价值。

因此，在选择对照药时，既要保证临床试验中受试者治疗权益，还要关注药物上市后，广大患者群体治疗权益是否受到保障。当选择阳性药作为对照时，应关注阳性对照药是否反映和代表了目标适应证患者最佳用药情况；当计划选择安慰剂或BSC作为对照药时，则应明确该适应证在临床中确无标

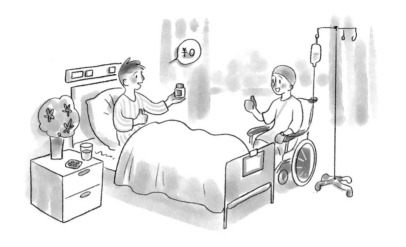

准治疗方案；当有BSC时，应优选BSC作为对照或基础治疗。

　　而从伦理要求来讲，当存在已被证实的标准治疗方案时，对照组常常需要采用这种标准治疗方案。总之，受试者不会因为参加临床试验而耽误了本身应该也可以得到的常规治疗。即使碰到单纯用安慰剂作对照的情况，也往往是因为现实中没有更好的、有确切疗效的治疗方法，而与安慰剂对照的新药本身也是处于确证和探索的阶段。假如参加了有安慰剂的临床试验，不必过多纠结自己会不会进入安慰剂对照组，当该配合研究者，依从试验方案，多观察病情变化，必要时，可以增加其他临床处理，甚至退出试验。上述这些技术指南和做法，充分反映了临床试验多方对于受试者权益、安全的

重视，体现出了以患者为中心的研发及监管理念和
精神。

撰文：毛冬蕾　洪明晃

药物临床试验方案中的治疗，受试者应怎样配合？

开始治疗后，受试者需要积极配合治疗、随访及检查安排。一般会指派专人（可能是负责的医生、护士、研究助理或其他医务人员）负责与受试者联系沟通，落实各项安排，解答试验过程的疑问。一般新药试验方案中会规定治疗时间、随访次数及检查频率，并且在知情同意书中详细说明。在治疗期内，医生根据要求定期评估受试者治疗的效果以及安全性，如果该试验用药对受试者有效，并且不良反应在可接受的范围内，则继续治疗直至试验结束。但如出现了受试者不能耐受的不良反应，即使试验药物对受试者有效，医生亦会根据试验预定的方案调整用药剂量或者停药。受试者在得到医生的同意前，不应自行调整用药剂量；如想停药，最好与主管医生进行沟通。

撰文：古月

你问我答

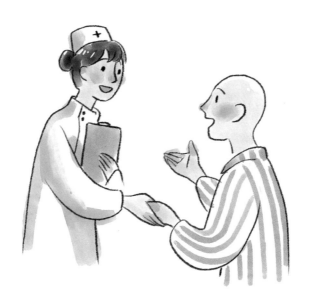

临床试验参加篇

参加临床试验就是小白鼠吗？

临床试验究竟能为患者带来什么？是不是参加临床试验就成了"实验室里的小白鼠"了呢？有一件事是可以确信的，那就是在生活中有了选择的机会，或有了权利的时候，幸福往往是加分的。小时候选择自己喜欢的棒棒糖，读书时选择自己中意的选修课，长大后选择自己喜欢的人。

既有选择的权利，又有选择的选项，才让抽象化的幸福感真正在生活中具象起来。

对于患者来说，临床试验就是医疗中的一个选择。除去为社会贡献，一个正规的临床试验首先是一个个体与科学活动互惠互利的双向选择，是现代科学给患者的额外医学选项。

首先，受试者对临床试验本身是知情的。

其次，以大部分的 Ⅱ、Ⅲ 期对照临床试验为例，试验中的治疗方案往往是基于目前临床已有的标准治疗方案来设计的。对大多数轻症患者来说，这样的选择权也许无足轻重、可有可无。但事实上，对很多疾病，目前还缺乏有效治疗手段，或者说治疗选择非常有限，当下的治疗疗效也永远有改进的空间。

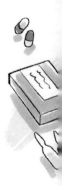

所以，在面对健康问题的时候，如果可以多一个选项，自主决定、自主选择、帮助他人，那么，受试者还会是小白鼠吗？

当然，并不是所有的试验药物都一定会达到预期效果，现实实践中也往往更复杂多变，参加临床试验的风险永远存在。如何跨越知识和信息的壁垒，真正让患者参与到医疗选择的决策中；如何进一步保障方案设计和执行中的科学性和安全性，还需要相关从业人员更多、更持久的努力。

撰文：郝鹏

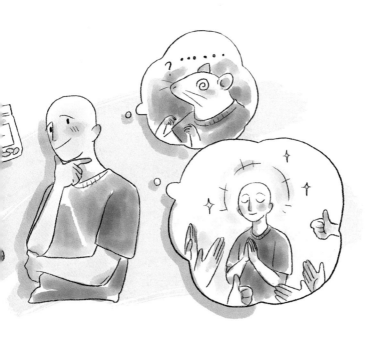

什么是职业受试者?

　　职业受试者主要是体验新药的安全性,并为确定合理的给药剂量提供依据,Ⅰ期临床试验通常需要30～50名健康人,由于每次试验可得数千元甚至更高的高额报酬,职业受试者队伍正呈"膨胀"趋势。不过,我国的职业受试者的构成较为复杂,基本上由学生、医护人员和社会无职业者组成。

　　频繁地参加临床试验,对于受试者本身的健康可能会产生伤害,因为药物可能在体内长时间积蓄,对于受试者的身心危害较大,而且一旦受到损害往往不可逆。

　　目前不少药物临床试验机构和组织纷纷建立受试者数据库,希望能有效识别和规避职业受试者。

撰文:许重远

可以反复参加临床试验吗?

　　有些受试者可能会因为持续的治疗需要或额外的资金补助选择或多次参加临床试验。而这类重复参加研究的受试者是可能存在问题的,除了体内药物积蓄,或不同药物的相互作用,造成不可逆的损害外,从统计学的角度看,其违背了研究对象之间相互独立的假设前提。如果存在重复受试者的情况，研究分析和报告的难度便会大大增加。

职业受试者其实值得尊敬，就像献血者。只要他们身体条件好，严格遵守流程，不做假，又能在3个月的清洗期之后参加，临床研究中心非常欢迎和需要他们。

总之，千万不能为了一些免费药物和报酬反复参加临床试验，这对自己及科学都是不负责的行为。

撰文：许重远

如果药物在体内蓄积，会不会影响到我以后的健康及日常生活？

答案是会的。过量的药物在体内长时间蓄积，是一定会影响健康的。因为药物蓄积本身是一把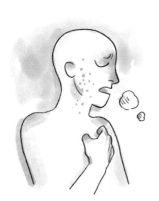双刃剑，如果完全没有蓄积，达不到既定的浓度，就起不到相应的治疗效果；但如果浓度过高，又一定会在代谢过程中对人体产生或多或少的危害。因此，才有临床试验，不断地从动物模型开始，再到人体，尤其是 I 期临床试验甚至到 II 期临床试验，都在不断摸索最佳的量效比。所以有时 I 期临床试验作为first in human，风险性确实会更大一些。

撰文：郝鹏

我或是身边有人如果想参加临床试验，去哪里报名呢？

目前我国大部分临床药物试验放在北京、上海、广州等城市。所有的临床试验的开展都需要向国家药品监督管理局药品审评中心申报，申报的信息会在国家药品监督管理局的官网进行公示，国家药品监督管理局是药品的监管审批部门，也是药品信息发布的源头。即使是患者数量少的罕见病药物临床试验，只要有，就可以找到！

除此之外，还可以通过医生推荐、网上招募信息等途径报名，利用医疗大数据、人工智能等创新方式帮助招募受试者并入组，目前还出现了专业的临床试验受试者招募公司和微信公众号。无论是什么途径报名，都应确保对方是正规合法的，应了解参加临床试验是不需要付钱的，医院一般都为大型的三甲权威医院，受试者不要因急切的治病心情而上当受骗。

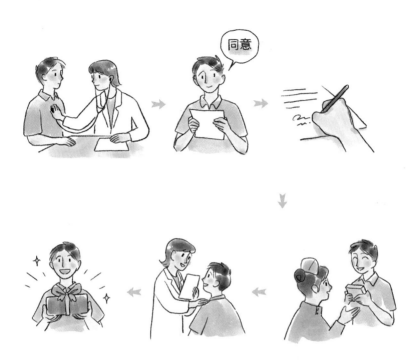

具体的参与流程如下。

- 研究者需要健康受试者时，则在医生指导下进行健康检查，看是否符合试验入选标准。

- 如果是患者，要在研究者的指导下做一些有关疾病的检查和判断来确认病情进展程度。如满足入组要求，研究者会根据临床试验的要求，就相关规定对受试者进行详细的说明（如流程规定、用药要求、参加时间等），受试者确认同意后，签署知情同意书，之后按要求参与临床试验。

临床试验的入选和排除标准是什么?

任何人都可以报名,但不是所有人都能够顺利入组成为受试者。每个临床试验都会制订详细的试验方案,其中有一项重要的内容就是入排标准,相当于临床试验的门槛。

所有临床试验都有一定的条件限制,就是有"入选标准"和"排除标准"。参加临床试验的基本标准为"入选标准",符合入选标准后,还有一些因素不宜参加临床试验的基本标准为"排除标准",只有同时符合"入排标准"的患者才可以参加临床试验。需要提醒的是,制订"入选标准"和"排除标准"不是用来为难患者参加临床试验,而是确定患者参加临床试验是否合适,是否存在高风险因素,这样才能在完成临床试验目的的同时,将风险降到最低,确保参加临床试验患者的安全。首先以常见的Ⅲ期疗效研究为例,把入排归类,也顺便跟大家说说它们背后的大致逻辑。

1 先说入组的条件

首先受试者年龄应达标,并签署知情同意书。

其次,抗肿瘤药物从Ⅱ期临床试验开始,须选择罹患目标疾病的受试者。因此满足相关疾病的诊断条件是最主要的。而且疾病的轻重程度也在限定的范围内。

2 再说排除的情况

首先参加临床试验应当具备相当的基础身体条件。因此，如果受试者罹患一些严重的心脑血管疾病，或本身肝肾功能异常，就有可能被谢绝入内。其次，大部分试验对既往用药都有清晰、严格的限制条件。有些药要停用，有些药要坚持使用作为辅助治疗用药，有些则可能一旦使用过就不可以再参加该项研究。最后，但凡是药物，都有不良反应。有一些行为或疾病，可能会加重药物本身的不良反应，或增加受试者额外的风险，也会成为被拒绝的原因。比如酗酒、药物滥用史；比如在临床试验期间不避孕；又如本身是某些药物相关高发疾病的易感人群等。

事实上，大家可以把Ⅲ期临床试验看作是一场控制条件下的"抽样调查"——通过抽取有代表性的疾病人群，对他们进行控制条件下的对比治疗，从而推导出药物本身对目标疾病人群的安全性及疗效。

因此，入排设计离不开以下几方面的考虑。

1

要保证所遴选的受试者能最大限度地代表目标疾病人群，而临床上，同一种疾病在不同阶段，其治疗也往往不同。因此，不光要对疾病本身做诊断性的准入限制，还要对疾病的进展程度做一个限定范围内的约束。

2　要排除某些疾病情况、既往用药等干扰因素对最后药效评估的影响。

3　要保证参加到临床试验里的受试者，具备完成该试验流程所必需的身体状况及其他客观条件。因此才会对基础健康指标，生活习惯等有所约定。

4　保护所有参加的受试者、想参加的潜在受试者的安全是最重要的。只有综合考虑疾病进程，不同身体条件对药品的耐受和代谢，以及合并疾病的影响等，才能最终在临床上达到治疗的目的。

撰文：郝鹏

育龄期妇女参加临床试验有什么特别需要注意的吗？

考虑到临床试验药物和必须的检查可能对胎儿产生不可预测的影响，因此一般临床试验不接受妊娠期妇女参加。

考虑到育龄期妇女试验期间存在意外受孕的可能，因此试验前应充分评估临床试验药物和检查对妊娠期妇女和胎儿的风险。若临床试验可以接受育

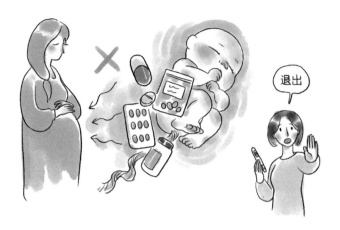

龄期妇女作为受试者，育龄期妇女在参加临床试验前，首先需要进行妊娠试验以确定未受孕，并明确在临床试验期间及试验结束后可能的影响阶段无生育计划，且同意在参加试验期间内和（或）试验结束后规定的期间内，采取避孕措施；也同意参加试验期间一旦发现怀孕，立即通知研究者，并可退出临床研究，在必要的情况下可终止妊娠。临床试验期间一旦接到受试者受孕报告，需报告严重不良事件，申办方和研究者要充分评估可能的风险，并和受试者讨论终止受孕，退出临床研究。研究者需对受试者进行随访以保证受试者的安全。

撰文：毛冬蕾

临床试验参加篇

老年人能参加临床试验吗？

　　老年人通常是心脏病、糖尿病、高血压、癌症、白内障等慢性疾病的主要患者群体，其用药总量超过了社会总体人群的1/3，老年人参加药物临床试验将对老年人群的健康起到促进作用。根据国家药品监督管理局发布的临床试验相关法规和指导原则，在招募临床药物试验受试者的年龄方面并没有明确的上限，但调研发现，在实际的临床药物试验研究中，老年群体（65岁及以上）通常没有被纳入到临床药物试验当中去。65岁以上的老年人因身体器官和功能出现退行性变化，会影响药物吸收、分布、代谢和排泄，除非是针对老年人进行的特殊

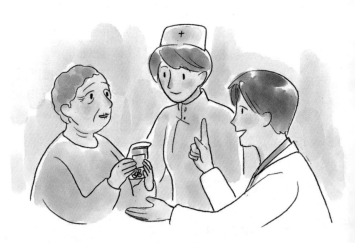

药物代谢临床试验，或是一些慢性疾病，出于保护老年人的身体健康相应的伦理考虑，一般不会将老年人纳入试验。如老年人参加临床试验，则研究人员应考虑到老年人药物代谢的特点，特别是老年人肾脏排泄功能下降，导致药物或代谢物清除率下降，易造成体内蓄积，因此老年人参加临床试验时要注意用药剂量和次数；同时老年人患多种疾病，因此要注意合并用药和药物间的相互作用。老年人参加临床试验也要注意观察不良反应并进行必要的随访。

撰文：毛冬蕾　洪明晃

什么是以患者为中心的药物开发？

近年来，以患者为中心的药物开发在药品审评和监管人员、新药研发人员和医生中讨论的越来越多。以患者为中心的药物开发是一种系统方法，可用于获得患者的治疗和用药经验、感受和想法，并优先考虑，将患者提出的意见和建议纳入药物开发和评估中。事实上，以患者为中心的药物研发理念和行动在国际上已经开始了。

为什么新药研发需要倾听患者的声音？

因为对疾病影响、患者偏好，对治疗的预期和需求，及治疗所带来的改善或负担等，只有患者本人才具有最直接的感受。患者对疾病的感受和认知为药物开发带来了独特的价值，可帮助药厂评估药物使用的临床背景，设计最好的试验入组方案和最重要的临床终点，提高临床试验的质量和效率，帮助监管机构了解患者对新药的接受度，进而做出对患者和其家庭最大益处的科学决策，最终获得最经济的支付方式。了解患者需求，应回归患者群体，主动倾听患者声音。

撰文：毛冬蕾

国际上以患者为中心的药物开发是怎么做的？

根据美国马里兰大学的研究，患者参与新药研发的角色有四个等级，最低级别是被动参加，最高级别是像合伙人那样主动参与。患者、企业和研究者共同参与研究方案的立项、设计及临床试验的终点制定，甚至研究人员都有可能来自患者家庭。

国际人用药品注册技术协调会（ICH）在2020年11月通过了以患者为核心的药物研发（Patient Focused Drug Development，PFDD）议题文件（Reflection Papers）。

美国FDA 1991年就将患者代表作为专家顾问参与新药研发；从1996年开始至今，患者代表就和其他专家一样获得美国FDA对新药表决的投票权，患者扮演了咨询委员会，提出他们对新药研发的见解。近年来，美国FDA也出台了《以患者为中心的药物开发模式的反思》指南（Reflection paper on Patient Focused Drug Development）。美国FDA专门成立了PFDD小组，主要收集综合患者有代表性的信息，简要介绍及收集患者体验数据的注意事项等四项工作。

在日本，PMDA发布了一系列以患者为核心的药物研发指导原则的制定计划，目的是收集和使用有价值的患者反馈，以便更好地为医疗产品开发和监管决策提供信息。患者提早在试验开始前就参加试验设计，从政府到行业组织，日本PMDA和学术界都积极向全体国民宣传临床试验的概念和参加临床试验的好处。

撰文：黄如方　毛冬蕾

临床试验参加篇

我国以患者为中心的药物开发是怎么做的？

国家药监局药审中心2021年11月颁发《以临床价值为导向的抗肿瘤药物临床研发指导原则》，其主要目的之一就是落实以患者为中心的药物研发理念，促进我国抗肿瘤药科学有序的开发，鼓励企业充分了解患者的需求，并以此引导药物研发，确定研发立题，并设计临床试验。

指南要求，研发一开始就要开展对患者的调研工作，对患者进行访谈，了解患者需求。例如，收集患者对疾病、对治疗的期望；疾病的症状、体征，对机体功能的影响、对日常生活的影响；现有治疗所产生的疗效、不良反应和相应负担；对疾病

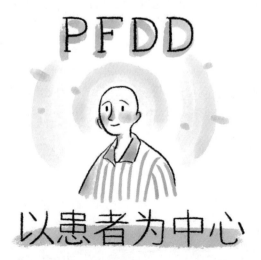

或治疗可能带来的潜在影响或结局及患者对获益风险的评价等。对患者信息和需求的收集，应注意受访人群的代表性，是否与未来产品研发的目标人群相匹配；同时，要特别关注和尊重患者的隐私保护。

此外，为指导以药品注册为目的的临床研究，鼓励以患者为中心的新药研发理念，科学合理运用患者报告结局，国家药监局药审中心于2022年1月发布《患者报告结局在药物临床研究中应用的指导原则（试行）》。临床结局是评价药物治疗获益与风险的核心依据，以患者报告结局（PRO）是临床结局的形式之一，在临床研究中得到越来越广泛的使用。通过生活质量（Quality of Life，QoL）评估、症状评估等 PRO 工具，了解药物治疗在症状缓解和对患者生活质量方面的影响。

撰文：常建青

患者怎样向研究人员正确表达自己的感受和建议？

是的，患者需要更专业和理性的表达自己的感受和诉求，这要大量的学习和理解自身疾病的发病原因和症状，并与研究者形成良好的互动和信任关系。就技术角度而言，国际上有一个"患者数据体验概念"，数据包括以下与患者相关体验、看法、需求等：①症状和体征及其对日常功能和生活质量的影响；②疾病随时间的变化过程，包括对日常功能和生活质量的影响及患者对症状体验的变化；③对疾病治疗的体验，与治疗相关的症状和负担；④对潜在疾病和治疗结果的看法及对不同结果重要性的权重；⑤对疾病的影响、治疗和结果的看法及对疾病结果和治疗获益风险之间的权衡。

对患者体验数据的收集可贯穿药物开发的全过程。可在不同环境下收集患者体验数据，包括临床试验、观察性研究、咨询委员会，公开会议中，及采用其他新颖的手段（如社交媒体，在线患者社区）收集和评价患者体验数据以实现研究目的满足患者用药需求。

撰文：毛冬蕾

药厂的工作人员及其家属，临床试验从业者能参加临床试验吗？

现行版《药物临床试验质量管理规范》总则提出"临床试验的实施应当遵守利益冲突回避原则"。在药物临床试验中，利益冲突是指个人或试验机构在履职过程中，存在或可能存在某种利益，影响其履职的客观性，负面地影响研究者做出不科学的判断和决策。利益冲突涉及临床研究的方方面面，根据性质可分为

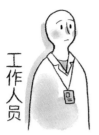
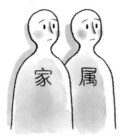
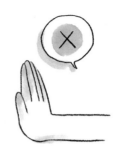

经济利益冲突与非经济利益冲突。根据主体可分为研究者的利益冲突、伦理委员会的利益冲突、临床试验机构的利益冲突等。根据冲突程度可分为重大利益冲突、明显利益冲突、潜在利益冲突。药厂的工作人员、家属及临床试验从业者不能参加相关项目的临床试验，以避免利益冲突。

此外，根据《药物临床试验质量管理规范》，弱势受试者指维护自身意愿和权利的能力不足或丧失的受试者，其自愿参加临床试验的意愿，有可能因试验的预期获益或者拒绝参加可能被报复而受到不正当影响。包括：研究者的学生和下级、申办者的员工、军人、犯人、无药可救疾病的患者、处于危急状况的患者、入住福利院的人、流浪者、未成年人和无能力知情同意的人等。

基于这个定义，药厂的工作人员、家属，临床试验从业者及其家属也属于弱势受试者，不能在任何人以任何借口的胁迫下参加临床试验。

撰文：毛冬蕾

临床试验获益和风险篇

什么是新药的不良反应和不良事件?

我们用一个小故事说明什么是不良事件,什么是不良反应。

小贾和小李是一对好朋友,他们同时参加了一项治疗"尴尬症"的新药临床试验。

小贾参加了临床试验后,不知怎么的,几夜失眠。来到医院后,研究者一番问诊,又查了查研究药物的前期资料,并没有发现类似导致失眠的案例,便开了几片地西泮,嘱咐小贾少刷朋友圈,少想烦心事。小贾回家遵循医嘱吃药睡觉,失眠也自然就好了。小贾的失眠就是不良事件。

小李用药没几天之后,发现皮肤瘙痒、满身红斑,也来医院求助。研究者一番体检,又查阅了研究药物的前期资料,发现皮肤瘙痒确属于研究药物的不良反应之一,再一问诊,小李也否认其他类似过敏、感染之类的接触史,排除了其他引起瘙痒的原因。这时就可高度"怀疑"瘙痒是试验药物引起的不良反应了。于是研究者就让小李停用试验药物,皮肤瘙痒自然好转了。这是典型的药物不良反应。

有时候不良事件也能变成不良反应。

再回到小贾，如果研究者发现小贾的失眠并没有好转，同时发现小王、小皮等其他受试者也出现类似的情况，就让他们停用研究药物，发现失眠都有所好转。此时研究者就需要将这个情况报告给药厂、伦理委员会和国家药品监管机构等。当这些数据得到汇总，又具备了统计学意义时，失眠这个原来的不良事件就有可能会被定义为新的不良反应，并最终写在药品的说明书中。

药物的效果可以分为两类：一类是我们想要的，能起到预防、诊断或治疗疾病的作用，统称为治疗效果；另一类是我们不想要的，给人带来各种不好的反应，统称为不良反应/事件。俗话说"是药三分毒"，理论上所有的药物都有可能引起不良反应/事件。

不良反应（Adverse Drug Reaction，ADR）是指因果关系明确的反应，即这个反应确定是由药物引起的，就像是抓到了罪犯，坏事就是他干的，不吃这个药就不会这么难受。例如：一种降血压药通过促进多排尿来发挥作用，但同时带来了尿意不断的不良反应。而"不良事件"，英文叫AE，全称是Adverse Event，指受试者在接受药物治疗时发生的未能预见的医疗事件，它可以是症状、体征或是实验室检查的异常，但与所用药物不一定存在因果关系。是指因果关系尚未确定的反应，还需要进一步评估。例如：在医院静脉滴注某种药物后，回家的路上摔了一跤导致骨折，但不确定骨折是否和滴注的药物有关，认为是不良事件。

临床试验中所说的不良事件包括不良反应。当然，作为药物的使用者，您无需判断发生在身体上的不适是不是不良反应，只要您感觉到身体不适或检查结果异常均是不良事件，均可以及时报告给医生，医生会做出专业的评价和判断，并采取措施对您进行治疗。

所以，在临床试验中，研究者和我们自己，都需要密切注意发生的医学事件，这些事件可以是一些不起眼的症状，也可以是常规检查中的一些异常。在临床试验中，这些异常都有可能与我们的用药安全息息相关。

但也完全没必要风声鹤唳、草木皆兵，因为有时候这些异常也可能是虚惊一场，或是其他原因造成的小小插曲。最好的态度还是保持一颗平常心，积极地和研究者沟通，并信任和听从研究者的专业分析和意见。

撰文：赫鹏　刘宁

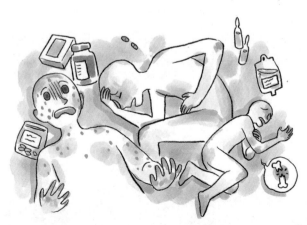

如果受试者在试验过程中出现不良反应，是否可获得免费治疗以及得到补助？

根据现行版《药物临床试验质量管理规范》，申办者应当采取适当方式保证和承担受试者与临床试验相关的损害或者死亡的诊疗费用，以及相应的补偿，应当及时兑付给予受试者的补偿或者赔偿，提供给受试者补偿的方式方法应当符合相关的法律法规。

撰文：赫鹏

参加临床试验发生不良事件后怎么办？

决定参加一项临床试验前，受试者需要仔细阅读知情同意书，与医生讨论新药试验时尽量多想多问，尽可能全面地了解试验内容。尤其需要明白，在试验中将接受哪些检查和治疗，这些检查是否会带来麻烦，甚至痛苦，将要使用的新药可能会有什么样的不良反应，这些反应是不是很严重。每个参加临床试验的人都会有一位主管医生作为专门的研究者负责解答各种问题，以及提供必要的帮助，因此，一定要保存好他们的联系方式，以便向他们反映不适或者求助。

参加新药临床试验治疗疾病虽然有一定保障措施，但在试验过程中如果出现了身体上的不适，千万不要忍耐、隐瞒，应当及时和主管医生联系。如果离临床试验的医院比较远，可以根据情况缓急到正规的医疗机构看病，同时千万别忘了通知主管医生。

受试者到其他医院看病时，也不要忘记告诉接诊医生正在参与临床试验。一般在参加试验时主管医生会发放一张试验的信息卡，受试者应把它带在身上，卡片可以帮助受试者说清楚试验名称。如果受试者记不清试验的情况、药物的名字等，要及时和主管医生联系，让他与接诊医生商量，如何进行治疗。

在治疗结束后，应将治疗记录带给临床试验医院，让主管医生对受试者的情况有更加准确的了解，这样对以后疾病治疗或用药非常重要。如果受试者的病情比较严重或者行动不便，应请受试者的看护人了解以上内容，这些对受试者的治疗和身体康复都非常重要。

撰文：刘宁

受试者参加临床试验有哪些义务？

受试者最大的义务就是积极配合医生，按方案要求和医嘱完成试验；如实向医生反映自己的感受和身体状况；按时服药，不随意使用其他药品或诊疗措施，如有必要，应咨询临床医生；门诊受试者还要在"日记卡"上记录用药及其效果、不良事件等情况；每次随访，将剩余的药物、日记卡、调查问卷等归还给研究人员，并完成研究规定的各项检查；身体出现不适时要及时向医生报告；家中出现紧急情况时，要及时报告（如搬家、出差等），以便研究者调整工作（试验）安排，尽量避免遗漏试验步骤。有些临床试验，对饮食等有特殊要求，有些还要求戒烟戒酒等，受试者应积极配合；如试验方案有要求，育龄期女性还要做好避孕措施。

撰文：刘宁

参加临床试验，与已有的治疗药物比较，是否真的有更好的疗效？

参与不同的临床试验，受试者可能的获益不同。开展一项新药临床试验的初衷，是希望在现有标准治疗基础上，或尚无有效治疗的情况下，探索出疗效更好、更安全，或新的治疗方法。一般来说，新药临床试验可能会比现行治疗有更好效果。很多受试者希望医生确切告知试用新药是否有效，但在没有获得足够真实可靠的临床试验数据前，医

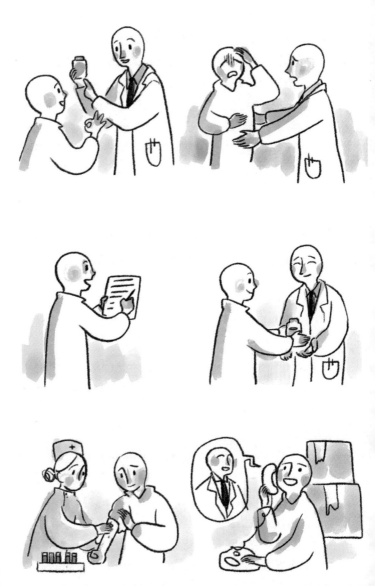

生是不能百分之百确定新药比常规治疗更有效。从疗效方面讲，新药所处的不同临床试验阶段，受试者可能的获益不同。一般来说，越是新药试验的早期，医生掌握的治疗疗效数据越少。

例如，在抗肿瘤新药Ⅰ期临床试验中，招募的受试者通常是现行的抗肿瘤标准治疗失败后的患者，意味着没有更好的治疗选择。参与Ⅰ期新药试验，即使疗效不确切，但对肿瘤患者来说不失为一种治疗的选择与希望，有机会延缓病情的发展。如果受试者参加的是一项Ⅱ/Ⅲ期新药试验，针对特定疾病治疗效果相对确切，受试者可能的疗效的获益更多。其次，不同的试验设计，受试者可能的获益也不同。采用单臂设计的新药试验，入组的受试者均接受试验治疗，通常是某一疾病阶段没有公认有效的标准治疗方式，试验治疗可能会对延缓病情的发展/治愈有效果，也有可能是没有确切疗效。对于已有标准治疗的疾病，需设计为两组，参与到新药临床试验有可能会被分到现行标准治疗组中，也有可能被分配到新药试验组，新药试验组疗效有可能优于现行标准治疗，但也有可能比标准治疗差。对于不同的疾病，参加不同的新药临床试验，是否有机会得到更好的疗效，要详细咨询您的主治医生。

撰文：古月

听说受试者参加药物临床试验可以免费用药，还包吃包住并给"报酬"，是真的吗？

通常参与临床试验会减轻受试者治疗的经济负担。我国法规要求，因参与新药试验所需要的检查及试验药物，需由申办方，也就是制药公司提供。有部分试验如需要额外采血（如Ⅰ期新药试验密集采血）或多次往返医院检查，会为受试者提供适当的营养补助及交通补助。Ⅰ期临床试验，通常为非治疗性临床试验，即受试者没有预期的直接临床获益，制药公司将会负责期间的住宿和餐饮的相关费用。

撰文：刘宁

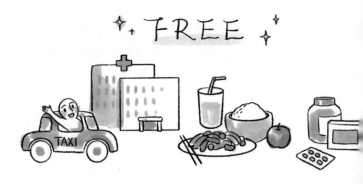

患者在参加临床试验期间，是否可获得更多的医疗关注，研究者是否会依据患者具体病情提供最佳的医疗建议？

参与临床试验确实会获得医务人员更多的关注。住院期间，医生及护士需密切观察受试者，以便及时发现及处理不良反应。对于出院或门诊受试者，需要指派专人（医生、护士、研究助理或其他医务人员）与受试者沟通联联系诊疗安排，跟踪不良反应等。有些新药试验为了严密观察不良反应，可能会要求受试者返院频率比常规高，因此医生或其他指定医务人员需要花更多时间与受试者沟通。有些医院可能会为参与临床试验受试者提供绿色就诊通道。

撰文：刘宁

临床试验结束后，如果新药有效，受试者如需再次用药是否有限制？是否有优惠政策？

如果受试者已按方案规定完成治疗或其他原因退出试验，则不能再次使用该试验药物。药物在临床试验期间，还未上市，不能通过正规途径购买。新药试验结束后，如果医生判断受试者获益需要继续使用该试验药物的，则可向申办方申请慈善供药，并需书面约定各方在慈善供药期间的权利义务。

撰文：刘宁

临床试验从业者篇

合格的研究者应具备哪些条件?

临床试验研究者简称研究者，指实施临床试验并对临床试验质量及受试者权益和安全负责的试验现场的负责人。在我国的医疗机构中，研究者往往是多个医生组成一个研究团队，其负责人就被称为主要研究者（PI）。研究者必须是在合法的医疗机构中就职，具有执业医师资格证书，熟悉并遵守我国有关法律法规和道德规范的副高以上职称的医师。医师资格和就职应具有临床试验方案中要求的专业知识和经验，应熟悉试验用药物的用法、试验方案，并应严格按照GCP对研究者应负责任的要求实施研究。最关键的，研究者应具备对患者和受试者同情和关爱的素质，内心真正热爱临床试验，时刻将临床试验的质量放在心上。总之，作为一名合格的研究者，应具备以下条件。

- 具备完成特定试验所需的教育、培训和经验，包括专业及GCP方面的知识。
- 熟悉试验用药物的特性及用法。
- 熟悉试验方案，并保证严格按照方案实施临床试验，必要时可参与试验方案的修订。

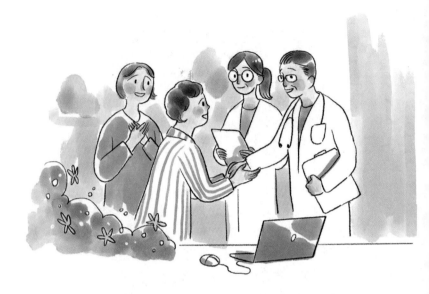

- 协助申办者在试验开始前获得伦理委员的批准。
- 负责获得受试者签字的知情同意书。
- 确保临床试验中心具备良好条件，包括足够的人员和适当的设施。
- 研究者在临床试验期间有权支配参与临床试验的人员，具有使用临床试验所需医疗设施的权限，正确、安全地实施临床试验。
- 研究者在临床试验期间确保所有参加临床试验的人员充分了解试验方案及试验用药品，明确各自在试验中的分工和职责，确保临床试验数据的真实、完整和准确。
- 研究者监管所有研究人员执行试验方案，并采取措施实施临床试验的质量管理。

- 具备充足的病源以保证按时完成受试者入选。
- 有足够的时间保质、按时完成试验。
- 应对试验的科学性感兴趣，而非单纯为试验所带来的物质条件所吸引。
- 不应同时进行其他竞争性临床试验。
- 必须严格遵守GCP对研究者的要求。

在多中心临床试验中，申办者将根据专业特长、资格、能力或是否参与制定试验方案等情况指定其中一位研究者负责该研究的执行，以协调各个中心之间的工作，即主要研究者，其应在所有CRF上签字并注明日期以确保数据真实、完整、正确。但多数情况下，主要研究者会指定他的合作者执行某些具体工作。但PI对试验总负责的职能不可转交他人代为完成。

撰文：赵戬

在临床研究过程中，监查员（CRA）的角色和定位是怎样的？

临床研究中，还有一个重要的角色是监查员，监查员是申办者（药厂）与研究者之间的主要联系人，是由申办者指定的有适当医学、药学或相关专业背景，并经过必要训练，熟悉GCP和有关法律法规，熟悉试验用药物临床前和临床方面信息以及临床试验方案和相关文件的人员。其职责如下。

- 在试验开始前确认临床试验中心已具备实施临床试验的条件，如人员配备和培训、设备齐全、病源充足，研究者熟悉试验用药物、试验方案和相关文件。
- 在试验过程中定期访视临床试验中心，以确认获得所有受试者的知情同意书，了解受试者入选现状及试验进展情况，确认数据记录和报告完整准确等。
- 确认病例报告表填写完整、真实、准确，更正错误符合GCP要求，以及试验是否按照试验方案的要求执行。
- 确认所有不良反应和严重不良事件均记录在案，且报告符合规定。
- 核实试验用药物是否按照规定供应、贮存、分发及回收，并详细、准确地记录。协助研究者进行必要的通知和申请，向申办者报告试验数据和结果。
- 在试验结束后负责回收全部试验用药物和试验剩余资料及物品。

撰文：赵戬

什么是CRC？CRC有哪些职责？

　　CRC，即临床研究协调员，自GCP实施以来，临床试验机构中需要有专人从整体上协调试验。研究医生、护士、药剂师、检验师及试验机构的管理人员除履行自身职责以外兼任临床试验的协调工作，但因为职责不明、分身乏术等原因而带来各种问题，CRC，正是为了顺应这种需要而产生的。CRC是指经主要研究者授权并受相关培训后，在临床试验中协助研究者进行非医学性判断的事务性工作人员。临床研究协调员也包括医院里的临床研究护士，其职责取决于相关资质及主要研究者授权，一般包括联络受试者、初步知情、填写临床试验报告表、保管在研资料、联系申办方等。

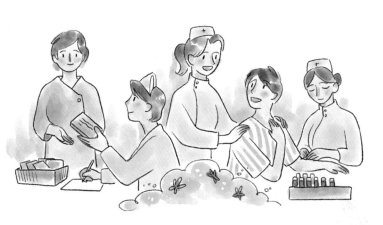

临床研究协调员通过在临床试验中承担联络受试者、数据收集和（或）协助试验管理等工作，对确保临床试验的伦理合理性、科学性及试验数据的可信度方面起重要保证作用。

撰文：赵戬

在开展临床试验的过程中，一般应该由谁与患者取得联系，安排治疗相关事宜？

申办方人员（监查员、项目经理）不应直接与患者联系，一般情况下，应由开展药物试验的所在研究机构符合资质的医生担任主要研究者（PI），组建研究团队，有时候会由主管医生与患者联系治疗事宜，有时候主管医生会授权研究团队人员（如研究护士、CRC）与患者联系落实试验的具体随访、检查相关事务。

撰文：葛洁英

儿童用药临床试验篇

我国儿童用药现状怎么样？

　　我国是拥有约14亿人口的大国，而按照联合国《儿童权力公约》定义，儿童是指18岁以下的任何人，我国对儿童的定义通常是0～14岁的人群。根据南方医药经济研究所广州标点医药信息公司《2016年儿童用药安全调查报告白皮书》显示，我国14岁以下儿童约有2.3亿，患病率达12.3％。我国儿童用药现状并不乐观，专用药品短缺，近90％的药品无儿童专用剂型，大多数儿童用药时采用成人制剂，用药安全存在隐患。根据国家药品

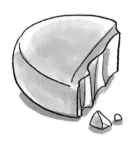
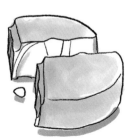

不良反应（ADR）监测报告显示，我国儿童ADR发生率为12.9%，新生儿高达24.4%，而成人只有6.9%。儿童用药安全问题受到关注，开发儿童专用药品、开展儿童药物临床试验对儿童健康具有重要意义。

由于缺乏儿童专用药品，许多药品都需要用剪刀或手掰，把成人用的药片分成1/2、1/4，甚至1/8，不仅不卫生，而且很难做到剂量准确。如果是胶囊剂更麻烦，家长只能买一些空胶囊，把粉剂分装进去，误差更大。

儿童药短缺，造成儿童用药不得不超说明书使用。超量用药危害大。近年来，儿童用药安全事件不断发生，多次造成儿童发生严重不良反应。根据国家药监局发布的2020年《药品不良反应监测年度报告》，14岁以下儿童占7.7%，占比较2019年降低，注射剂（不含疫苗）的不良反应事件报告依然占比较高。

研究显示，我国儿童用药正面临严峻挑战，主要表现在：儿童专用剂型少、规格少、医师匮乏，不合理用药现象普遍，不良反应发生率高，创新有不足。我国现有3500多种药品制剂中，儿童专用的药物仅有60多种，生产厂家仅10余家。15家三级医院使用的儿科用药中，说明书标注用法用量的仅占47.3%；某大型儿童专科医院超说明书用药的医嘱占比达到53%。用药不当的背后，隐藏着儿科用药临床试验研究薄弱这一棘手难题。

为什么要开展儿童药物临床试验?

现在很多药品的说明书只有成人的用药剂量，缺少儿童用药指导，儿童人群普遍存在"无药可用""用药不当"的现象。成人药品即使按年龄或体重折算后减量使用也可能会对儿童的身体造成无法预料的伤害。数据已表明，儿童药物不良反应发生率比成人高得多！要如何改善这样的局面呢？儿童药物临床研究就是个有效的途径！

药物临床试验只在成人中开展不可以吗?

儿童不是缩小版的成人，对成人有效的药物也许并不适用于儿童。儿童的生理功能随年龄增长而不断变化。年龄不同的儿童之间用药效果也存在差别。

使用没有进行过儿童药物临床研究的药品危害会有多大呢？以抗生素为例，如氯霉素、四环素类抗生素、氨基糖苷类抗生素等，过去对其在儿童中的临床研究不足，家长习惯性使用，导致儿童肝功能损伤、肾毒性和耳毒性。因此，临床研究仅仅做成人远远不够。如果不进行儿童人群的临床研究，那就相当于儿童每次用药都在做没有观察和保护的试验，风险会很大。

以前由于社会"过度保护"，不让儿童参加临床研究，这是值得商榷的。

给儿童使用没有经过临床试验的药物，是对儿童权益的很大侵犯。要改善儿童"无药可用，用药不当"的局面，需要全社会的参与和关注。

为了解决儿童用药短缺问题，继美国、欧盟等之后，我国也开始要求所有儿童用药上市前必须开展临床研究。只有经儿童药物临床研究后，才能将儿童用药资料写入说明书。

儿童参加药物临床试验会有很大风险吗？

儿童药物临床研究必须遵循"伤害最小，风险最少"的原则，只有利益大于风险的时候才能进行。

儿童临床试验研究计划是由很多专家参与、精心设计和准备的，该计划还必须通过国家和研究机构严格的伦理和科学的审查。一般药物不能直接进行儿童研究，需要先经过成人试验，然后按照年长

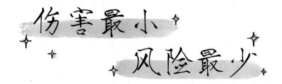

至年幼的顺序，分年龄段进行。

　　参加儿童临床试验研究不仅需要法定监护人签署知情同意书，儿童本人的意见也很重要。在临床试验研究过程中，研究人员和专科医生会更加细心和耐心，儿童和监护人可以向研究人员咨询任何相关问题，也可以随时退出研究并不会受到任何不公正的待遇。临床机构还配备有急救和应急措施，保障儿童的安全。国家规定，新药临床研究项目要在官方网站注册，并对公众公开。因此儿童药物临床研究的风险是可控的。

参加儿童临床研究，对我/我的孩子有危险（风险）吗？有什么保护措施呢？

　　如果研究过程中需要抽血等检查，研究人员会根据儿童的年龄计算，尽量减少抽血量，使风险最小（减少风险）并保障儿童的安全。

我的孩子如果中途不想参加了，可以随时退出吗？

　　是的！您/您孩子有权在试验的任何阶段随时

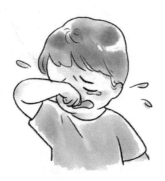

退出试验。退出后您仍然可以与医生讨论其他治疗方案，这完全不会影响您/您孩子的医疗待遇和权益。您/您孩子有退出试验的决定请立即告诉研究医生。研究医生需要了解孩子退出的原因，有可能询问您/您孩子是否愿意接受后续随访；如果提前退出，研究医生有可能要求孩子到医院做最后一次检查和评估，这些检查后续随访都是为了更好地追踪和保护孩子的安全。

参加儿童临床试验我/我的孩子要注意哪些问题呢?

1 需要完整提供既往病史及病历。

2 遵医嘱服用研究药物并按时到医院进行访视,妥善保存剩余试验药物,在下次访视时全部归还给研究医生。

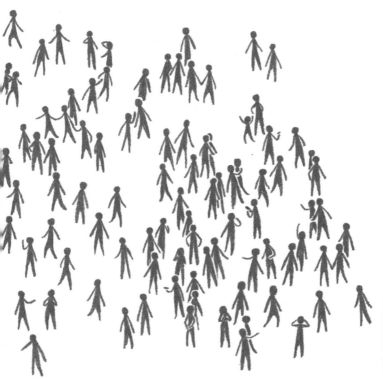

3 按照试验要求完成文件记录，如日记卡等。

4 需要完全遵从试验要求，如不服用禁用药物。因为任何原因服用非试验用药物或进行非研究治疗前，应咨询研究医生。

5 因任何原因去其他医院或其他医生处就诊时，应告诉接诊医生您正在参加一个临床试验。应保留就诊记录，并在下次试验随访时交给研究医生。

6 参加试验期间，详细并完整记录您所发生的任何不舒服及服用的任何药物。记录内容包括起始时间，服用药物或采取的治疗的名称及剂量，并在下次试验访视时交给研究医生。

如果家长同意参加临床试验，孩子不同意能参加吗？

《药物临床试验质量管理规范》规定：儿童作为受试者，必须征得其法定监护人的知情同意并签署知情同意书，根据《民法典》的规定，当8岁及以上儿童能做出同意参加研究的决定时，必须征得其本人同意。我们应当尊重儿童的意愿。

参加临床试验对家庭有什么影响？

　　按时随访，可能会影响到您工作的安排及孩子的学习；及时、准确的记录相关信息，可能会花费您的一些时间；需要时刻关注您孩子的健康状况，如有任何异常，应及时与研究医生联系。

本章撰文：倪韶青

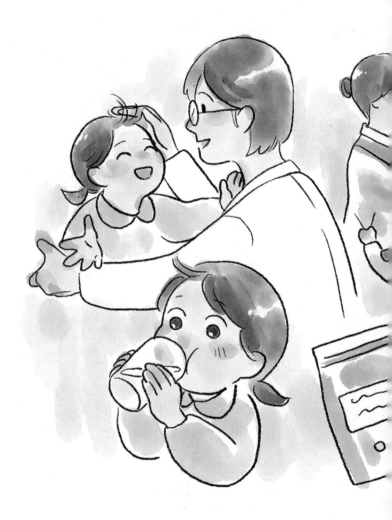

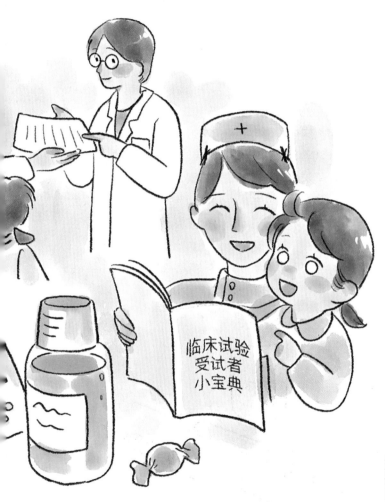

临床试验
受试者
小宝典

抗肿瘤药物临床试验篇

抗肿瘤药物临床试验有哪些特点?

2020年国家药监局药品审评中心批准的1类创新药临床试验申请达到了355项，说明抗肿瘤药物临床试验是新药研发的热点。抗肿瘤药物临床试验，有未上市的单药试验方案，也有与其他已被证明有效的药品或治疗手段（如放疗、手术等）联合的试验方案，还有已上市抗肿瘤药物增加适应证的试验。

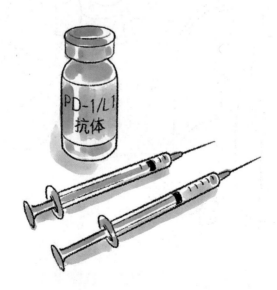

鉴于抗肿瘤药物大多不良反应比较大，因此即使是Ⅰ期试验，受试者也常是肿瘤患者。无论是未上市新药还是联用的基础药物，对人体正常组织/器官都可能产生损害，出现不同程度的药物不良反应，因此安全性是首先重点关注的。

越来越多的新型抗肿瘤药物试验，需要明确患者的肿瘤病理/基因分型，以便根据药物作用机制精准找到最可能受益的受试者，因此给药前需要做一些特殊检查。

抗肿瘤药物临床试验的过程有哪些？

抗肿瘤药物临床试验的周期比较长，通常分为三个主要阶段。

- 第一阶段是筛选期，这个阶段需要全面检查，以便明确受试者是否准确符合临床试验的各项要求，等待病理/基因分型检测或其他检查结果往往需要较长的时间。
- 第二阶段是治疗期，节奏性很强，一般是按周期给药，有时候是每周1次，有时候是两周1次，有时候是三周/四周1次，如此反复，直至治疗结束或者治疗无效。有些试验是一个固定时间段的用药治疗，药物治疗一定周期数就需停止，防止药物毒性累积。有些试验需一直用药直至不能控制肿瘤生长，如果是针对晚期的受试者，治疗期往往需要持续到出现疾病进展。

- 第三阶段是随访期，研究者会给受试者安排定期检查，观察身体与病灶的变化，或者定期电话联络，了解患者一个时间段的治疗以及身体状况。

肿瘤治疗的最终目标是延长患者的生存时间、改善生存质量，但为了尽快发现有效药物，一般的试验以测量肿瘤大小或一些肿瘤指标的变化作为近期疗效观察的指标，因此会要求有定期完成CT/MRI/PET-CT或者采血。疗效指标的检查对监控疗效很重要，有时间性的要求，一般都要在同一家医院检测，因此希望受试者能够按期返院检查。

由于肿瘤发生发展的机制尚有不明，肿瘤药物

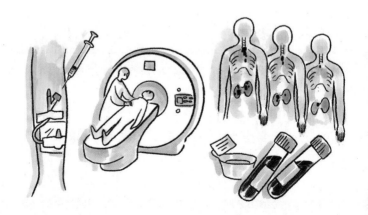

的疗效也不理想，在药物临床试验过程中，可能会利用受试者的标本做一些探索性研究，但开展这些研究，应在方案中注明，并得到伦理委员会的审查同意和受试者的知情同意。

肿瘤患者参加临床试验需要注意的事项有哪些？

参加试验前，除了医生面对面介绍，患者或家属还应详细阅读知情同意书，遇到对试验药物或流程不理解、不明确的，需多问多了解，或网上查阅新药相关情况。抗肿瘤药物临床试验过程漫长，在试验开始前，应该通过与医生或研究助理交谈，详细了解试验的全过程，需要配合的各项事务，以评估参加试验对自身或家庭生活的影响，如遇到困难，最好在开始提出来。清楚该项研究的主要负责医生以及相关的医务人员，便于在试验过程，有疑问能够第一时间获得解答。

参加抗肿瘤药物临床试验，通常需要比常规治疗更频繁地往返医院，如果每周用药或返院检查，应做好在医院附近居住的准备。了解试验的结束时间，是以治疗一段时间为结束，或是以用药无效作为退出试验的标准。这会影响患者后续用药的安排。应该在一开始就了解清楚。

需要明确抗肿瘤药物用药要求，如果是静脉注射给药，则需返院给药，如果是口服药物，需按指引准时服药，如果对用药不了解，应该在第一次治疗时了解清楚。口服药物及外包装均不能遗弃，在下一次返院时带回。

参加临床试验期间，如有身体不适，需详细记录，必要时应与研究医生联系。试验期间，需遵医嘱不能服某些药物及特殊食物，如果确有必要服用其他药物，需要及时告诉医生，以避免药物间的干扰，影响试验用药物治疗效果。如果因病情需要，到其他医院就诊或住院，需带齐全部的就诊资料，并及时告知研究医生。如果退出临床试验，最好询问医生是否有其他适合的临床治疗方案。需要随时注意自己的权益保护，了解伦理委员会的联系方式。需要注意保护自己的隐私，需要向研究人员提出有哪些隐私保护的政策与措施。

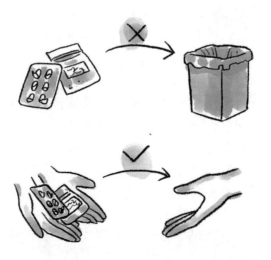

参加抗肿瘤药临床试验受试者有什么获益与风险？

抗肿瘤治疗是一个漫长过程，且患者及家庭经济负担很重，参加临床试验能够在获得新的治疗方案或标准治疗方案的同时，一定程度上减轻治疗所致的经济负担。

在大多数医院，参加临床试验的受试者，会优先安排各项治疗与检查。同时，医生以及研究护士需要及时关注及跟进受试者的病情及检查安排。

无论是接受试验用药物还是标准治疗，抗肿瘤治疗本身是存在风险的。参加临床试验，有机会获得新的药物治疗，但相比于已上市药物，试验用药物的毒性未知，研究者掌握毒副作用的信息也不多。试验过程中，由于效果和安全性监测的需要，会比常规诊疗增加一些临床检测项目，使受试者的负担有所加重。当然，检测费是由药企所承担的。

本章撰文：葛洁英

细胞治疗药物临床试验篇

什么是细胞治疗？

　　随着人类医学技术的不断提升，当代医学领域正发生着快速的改变，逐渐从分子治疗迈入细胞治疗。细胞治疗是利用患者自体（或异体）的成体细胞（或干细胞）对组织、器官进行修复的治疗

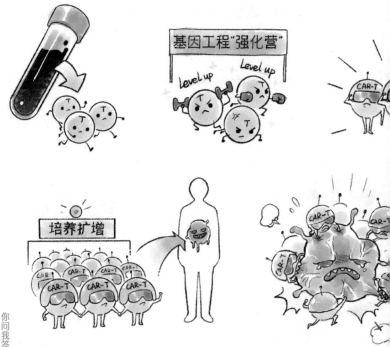

方法。广泛用于骨髓移植、晚期肝硬化、股骨头坏死、恶性肿瘤、心肌梗死等疾病。

细胞治疗已有百年历史。1912年德国医生将细胞治疗第一次用于治疗"小儿胸腺功能减退和甲状腺功能低下"，1930年瑞士Daul Niehans成为细胞治疗皮肤年轻化的著名医师，被称为"细胞治疗之父"。

细胞治疗应用领域有哪些？

细胞治疗主要包括免疫细胞治疗、干细胞治疗和其他细胞治疗，治疗的范围如下。

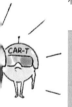

慢性疾病	慢性肾衰竭、伴随胃、胆囊、胰腺功能下降的消化障碍，慢性便秘、椎间盘受损，脊柱疼痛，关节提前损耗
退行性疾病	大脑和脊髓的细胞神经元丧失的疾病状态，常见疾病有共济失调、小脑萎缩、帕金森、多发性硬化症等
免疫性疾病	"自身免疫性疾病"是免疫系统对自身机体的成分发生免疫反应，造成损害而引发疾病。包含：红斑狼疮、类风湿性关节炎、青少年糖尿病、多种皮肤病等
恶性肿瘤性疾病	"用人体自身的免疫细胞杀死肿瘤细胞"的原理，能够大大增强人体的免疫功能，抑制肿瘤细胞生长
亚健康调理	包括精神上、生理上的调理

抗衰、美容、塑身	利用细胞的再生修复功能，及时替换组织中衰老的细胞，也可激活细胞的增长。可用于丰胸、去皱等
其他疾病	肝硬化、小儿脑瘫、糖尿病、肝炎、股骨头坏死等

冬蕾整理自互联网

细胞治疗在癌症领域应用较多，包括肺癌（小细胞肺癌、鳞癌、腺癌）、肝癌、胃癌、肠癌、肾癌、急慢性白血病、淋巴癌、恶性黑色素瘤、鼻咽瘤、乳腺癌、前列腺癌等。

各国细胞治疗药物监管的规定是怎样的？

细胞治疗药物在美国属于生物药，美国FDA对于免疫细胞和基因治疗的监管积累了丰富的经验，但是对于干细胞的监管存在不确定性；欧盟EMA实施集中审评与各国医院豁免的类双规制监管；日本通过立法明确细胞基因治疗产品和医疗技术双轨制，临床应用门槛明显降低。

在我国，通过加快建设细胞和基因治疗产品的评价标准体系，树立以患者为中心，以临床价值为导向的审评理念，针对企业研发迫切需要，关注度高的技术评价要求进行研究，国家药品监督管理局药审中心起草、发布了一系列技术指导文件。其中较为重要的是《细胞治疗产品研究与评价技术指导原则（试行）》，提出细胞治疗产品是用于治疗人的疾病，其来源、操作和临床试验过程都符合伦理要求，按照药品管理相关法规进行研发和注册申报的人体来源的活细胞产品。

细胞免疫治疗研究类型主要包括哪些？

根据国家药监局药审中心2021年2月发布的《免疫细胞治疗产品临床试验技术指导原则（试行）》，细胞免疫治疗研究类型主要包括：肿瘤浸润淋巴细胞（TILs）、嵌合抗原受体T细胞（CAR-T）以及工程化T细胞受体修饰的T细胞（TCR-T）等。此外，还包括基于自然杀伤细胞（NK）或树突状细胞（DC）等其他免疫细胞的治疗方法，如细胞因子诱导的杀伤细胞（CIK）等。

细胞治疗药物临床试验要点有哪些？

当细胞治疗产品进入临床试验阶段时，应遵循

《药物临床试验质量管理规范》（GCP）、国际人用药品注册技术协调会（ICH）E6等一般性原则要求。同时，由于免疫细胞治疗产品的细胞来源、类型、体外操作等方面异质性较大，治疗原理和体内作用等相较传统药物更加复杂。

严谨科学的临床试验对保障受试者安全、产生可靠的临床试验数据至关重要。鉴于免疫细胞治疗产品特殊的生物学特性，在临床试验研究中，需要采取不同于其他药物的临床试验整体策略。因此，在临床试验方案设计中应一并考虑细胞治疗产品很多特有的性质。

细胞治疗药物临床试验的受试人群通常不考虑健康志愿者，选择纳入特定疾病研究的受试者时，应结合产品作用特点、疾病严重性和病情进展等多个因素综合考虑。例如，对于治疗淋巴造血系统恶性肿瘤的CAR-T产品，建议在缺少治疗手段的复发或难治患者中进行。

而在儿童或青少年开展临床试验前，应尽量获得来自成人受试者的安全性和耐受性数据。而癌症疫苗、经过基因编辑的免疫细胞治疗产品、特殊免疫细胞治疗产品的制备。开始试验时，要考虑药效学、药代动力学、剂量探索、临床有效性等。对细胞治疗产品的临床试验，要特别考虑受试者保护和临床安全性。其中，受试者筛查要对复发难治患者进行评估，合并治疗的调整及补救治疗；对于临床安全性，细胞免疫疗法正处于快速发展期，对安全性风险的认识和处置能力也在不断完善，国内外最新的临床共识或重要研究发现有助于完善风险控制措施，提高其科学性和合理性。

综上，细胞治疗药物产品的临床试验往往仅入组对现有治疗手段缺乏应答或没有其他治疗方法可供选择的受试者。大多数免疫细胞治疗产品的临床试验存在的风险显著，且获益不确定。国内外研究者和监管者需要密切留意细胞治疗的风险以及给受试者带来的不良反应，遇到突发事件时，要有充分的准备进行救治和补偿。

撰文：胡鑫

疫苗临床试验篇

什么是疫苗？

　　疫苗是指为预防、控制疾病的发生、流行，用于人体免疫接种的预防性生物制品，包括免疫规划疫苗和非免疫规划疫苗，主要接种者是健康人。疫苗通过使用感染病原、毒素或其他重要抗原性物质刺激人体免疫系统，进行针对疾病"专项训练"，可以使其产生特异性，主动保护性免疫，实现预防疾病的目的。在部分疾病如流感、出血热等易感的季节，往往会提前鼓励部分免疫力较低的人群如老人、儿童接受疫苗注射，以保护他们的身体健康。随着科技不断地发展，疫苗的生产路线和工艺也变得多样起来，诸如传统的灭活疫苗、减毒活疫苗，近几十年涌现出的基因工程手段构建表达的基因工程疫苗，以及DNA疫苗与mRNA疫苗等。

我国是怎么监管疫苗临床试验的？

　　相对治疗性药物乃至肿瘤药，全球对疫苗的安全性都有最严格的标准。为了加强疫苗管理，保证疫苗质量和供应，规范预防接种，促进疫苗行业发展，保障公众健康，维护公共卫生安全，2019年，我国制定了《中华人民共和国疫苗管理法》。按照《中华人民共和国疫苗管理法》，国家坚持疫苗产品的战略性和公益性，对疫苗实行最严格的管理制度，坚持安全第一、风险管理、全程管控、科学监管、社会共治。具体到临床试验监管，开展疫苗临床试验，必须通过国家药品监督管理局依法审评审批，符合条件才能依法被批准开展疫苗人体临床试验，并在符合有关规定条件的三级医疗机构或者省级以上疾病预防控制机构实施或者组织实施。

疫苗临床试验与其它药物临床试验有什么相同与不同？

　　由于疫苗主要用于健康人群的免疫预防，其中包括了许多低龄儿童和老年人，其安全问题不容小觑。与其他药物临床试验无异，疫苗临床试验也需要进行同样严格的试验流程，为探索安全性、有效性和合适的剂量等，疫苗临床试验也是在完成动物实验评价之后，才允许申请进行人体临床试验。随后也必须进行 Ⅰ 期、Ⅱ 期、Ⅲ 期及上市后Ⅳ期临床试验，来证实疫苗安全有效。在试验的过程中，研究者必须严格按照《药物临床试验质量管理规范》，保证试验对象的权益，以及人身安全。

　　与其他疫苗不同的是，疫苗因具有其内在和应用的特殊性，如来源于活生物体、组成复杂、用于健康人群且以儿童为主要接种对象等，因此在安全性和有效性方面有其特殊的要求。

由于儿童和婴幼儿对不良反应的耐受力低，疫苗临床试验的剂量探索和治疗性药物接种人群试验顺序相反，应按照先成人、后儿童、最后婴幼儿的顺序进行，且所有疫苗必须通过中国食品药品检定研究院检定，在确保安全合格的情况下，才可用于试验人群。

疫苗Ⅰ期、Ⅱ期、Ⅲ期及上市后Ⅳ期临床试验，有哪些特点？

| Ⅰ期 |

通常情况下，Ⅰ期临床试验是小范围研究20~30人，重点是确保临床耐受性和安全性，所以剂量、疫苗接种时间、接种途径或疾病发生的危险等，应先在成人中进行。必要时，可采用低、中、高剂量，每组8~10人，如果Ⅰ期试验结果显示安全性良好，方可进行Ⅱ期临床试验。

| Ⅱ期 |

Ⅱ期临床试验是疫苗作用初步评价阶段，目的是为证明疫苗在目标人群中的免疫原性即初步有效性和更大人群的安全性，也包括为Ⅲ期临床试验设计和给药剂量方案的确定提供依据，Ⅱ期临床试验最小样本量

为300例，也可达到上千例。

Ⅲ期临床试验重点是验证疫苗在大规模人群的安全性，以及有效性的确证性临床试验，具体是为提供疫苗保护效力和安全性数据而设计的大规模临床试验，通常采用随机、盲法和安慰剂对照的设计，试验最小样本量应不低于500例。具体参加试验的人数，也就是我们通常说的样本量是根据发病率统计学测算出来的，发病率越高样本量越小，反之样本量越大。例如，我国戊肝疫苗的Ⅲ期临床试验受试者样本量为11万人；但发病率太低的情况下，就无法开展Ⅲ期保护效力临床试验，比如相对我国14亿人，新冠肺炎发病几十人上百人，不管是疫苗组还是安慰剂组都没有足够的样本量，所以我国研发的新冠病毒疫苗都在其他有疫情的国家实施Ⅲ期临床试验。

在Ⅲ期临床试验中，我们经常听到疫苗的"保护效力"一词，这是验证疫苗有效性的金标准，指免疫接种人群（疫苗组）相对未接种人群（安慰剂组）经过几个月即一个疾病流行季或两个流行季后，疾病发病率下降的百分率，即为直接保护作用。效力试验通常有两种方法，分别为试验性研究和观察性研究。Ⅲ期临床试验中，评价疫苗对预防疾病或感染的金标准是前瞻性随机、双盲、安慰剂对照的保护性效力试验。通常需要很多人参与，根据疾病发病率不同，可能各组需几千名甚至上万名受试者。

| IV 期 |

疫苗上市注册批准后还有IV期临床试验，一般几万例，其目的是监测疫苗在大规模目标人群常规使用状态下的各种情况，进一步监控观察和收集在临床试验的有限人群中没有发现的不良反应数据及更精确有效性。

最后，应明确上市后对接种者跟踪时间的期限。在某些群体中，实施免疫接种项目，开展组织上市后跟踪研究调查，有利于长时期的观察和发现目标人群中疾病流行病学变化。长期的评价计划，应在最后一次疫苗接种后至少观察六个月，计划免疫疫苗（即国家免费打的苗），随访时间应至少为最后一次疫苗接种后一年，以获得有关持续性保护和加强免疫方面的血清学和临床资料。

开展疫苗临床试验，怎么保证和评估其安全性呢？

在疫苗的 I 、II 、III 期临床试验中，应特别注意安全性问题。应了解所研究产品的特征（如与其他药物、疫苗相互作用，年龄或流行病学特性导致的不同效果的因素等）。应尽可能调查每个病例与疫苗接种相关的生物学联系和（或）因果关系。随机研究必须考虑能发现常见不良反应及罕见不良反应的可能性。安全性评价对象应包括所有甚至仅接种过一个剂量疫苗的受试者。在试验早期阶段，若有Ⅰ、Ⅱ期试验的安全性数据，Ⅲ期中可以仅严密监测部分受试者（如每组几百人），以确定受试人群中常见和不严重的局部和全身反应。对其他的Ⅲ期受试者，应监测是否有重大或未预期的严重反应。

一种创新疫苗的研发通常需要七八年甚至更长的时间来充分验证疫苗的安全性与有效性，而新冠病毒疫苗在如此短的时间研发并上市，是怎么做到的？安全性与有效性得到充分验证了吗？

新冠病毒疫苗非常特殊，首先是影响到全球公共卫生事件百年一遇的重大疫情，全球的科学家以及药监机构都采取了积极、快速的应对措施，几乎全球各个国家都有针对新冠病毒疫苗审评审批的绿色通道。以我国为例，国务院牵头，卫健委、科技部、药监局等多部委联合办公，成立国务院应对新型冠状病毒肺炎疫情联防联控机制科研攻关组疫苗研发专班，专班与药审中心和中检院等通力合作对研发单位与企业提供全方位支持，发现问题随时解决问题，药品审评中心紧急成立9个新冠病毒疫苗审评团队，A/B班轮岗，保持24小时工作状态，随时接受申报资料滚动递交，保证新冠病毒疫苗资料随到随审，程序不减少，标准不降低，实现串联变并联，即把本来一个流程结束再调整策略进行下一个流程，变为所有研发与检定不计成本、多种试验条件下齐头并进的饱和性风险研发与检定工作状态，从上到下、从研究院所、企业到国家各部委，涉及新冠病毒疫苗的研发团队一年多没有休息，24小时在线。第二点，这次新冠病毒疫苗研发是全国、全球疫苗研发总动员，更是在前人几十年疫苗和潜在药物研发基础上的一次革命性大突破，以中国灭活疫苗为例，就是以原来成功的Vero细胞手足口灭活疫苗为基础，成功走出了又一条新路，只是病毒更凶险，研发人员要穿着几层防护服在负压下狭小的P3车间，每天穿着纸尿裤连续工作，甚至十几个小时；腺病毒新冠病毒疫苗是在之前针对埃博拉病毒的研究基础上进行的；新冠病毒mRNA疫苗也是原来已经在临床 I / II 期阶段十几年的研发基础；新冠病毒蛋白疫苗更是有多种不同基因工程蛋白苗的成功案例。当然，新疫苗研发与其他新药研发的另一个类似之处，就是都需要一点好运气。

此时此刻，为了保护公众健康的需要，我们还有好多小伙伴们在实验室、在其他疫区国家的临床试验岗位上在不分昼夜的工作着。

撰文：石男

受试者故事

"不要把我当成病人，
我是最大受益者"

泽布替尼是由百济神州（北京）生物科技有限公司研发的一款新型BTK抑制剂，能够在外周血细胞中达到中位数100%的占有率，用于治疗既往接受过至少一项疗法的套细胞淋巴瘤（MCL）患者。临床试验表明，84%接受泽布替尼治疗的患者达到了总缓解率。

"不要把我当成一个病人"

淋巴瘤是一组起源于淋巴造血系统的恶性肿瘤的统称，是全球范围内发病率增速最快的恶性肿瘤之一。以套细胞淋巴瘤为适应证的泽布替尼临床试验可不简单，作为开展该药物临床研究的机构，北京大学肿瘤医院和河南省肿瘤医院首次接受了美国食品药品管理局（FDA）的现场核查并顺利通过。

主要研发人员百济神州高级副总裁汪来博士对其中一位受试者有着特别深刻的印象。那位老先生是河南安阳人，入组时已经75岁了。一般的临床试验都要求受试者年龄为18～75岁，超过75岁就不符合入组条件了，因为年龄越大，通常更容易出现并发症。

这位患者之前已用过很多化疗药物，效果欠佳。看他入组治疗前拍的病理片子，即使不是学医的人也能明显看出患者的颈部有一个很大的肿瘤，腹股沟还有十几厘米的大肿块，腹腔里还有大肿块，从临床诊断来看，感觉已经没有什么希望了。

但是这位老人很顽强，百济神州的研发团队也很有信心，于是，老先生成为所有入组受试者中年龄最大的一个病例。而当接受泽布替尼治疗后的第3天再次拍片时发现，老人的脖子、大腿根和腹腔内的肿块基本都消失了！

"当时医生看到这个结果非常惊喜，马上给我打电话说这个病人的治疗效果非常好！我也深深感受到了他的那份喜悦，看到我们研制的药能帮助病人，这是做药人最大的幸福。"汪来博士说。

在安全性上，通常使用化疗或者其他药物的过程中会发生溶瘤综合征，有些患者的电解质血钾升高，心脏出现问题，甚至肾功能衰竭，但这个老人家没有出现这些症状，不但肿块消得快，治疗效果好，不良反应还低，较为安全地逐渐达到了治疗效果。

作为这项临床试验的研究者，河南省肿瘤医院副院长宋永平教授介绍说："这位患者用药已超过两年，现在还在服药，不但淋巴瘤达到缓解，并且没有明显不良反应，活动、饮食和睡眠都基本与健康人一样，还能自个儿去旅游。他有时自己开着车，从安阳带着家属一块来我们医院完成定期复查。过去，为了保护患者隐私，给受试者拍照片是蒙着眼睛，但这位老先生说我现在都好了，不要把我当成一个病人，我是最大的受益者，这个药挽救了我的生命，让我恢复了正常的生活。"

现在，这位老人在家口服泽布替尼，似乎就像管理高血压、糖尿病等慢性病一样管理"肿瘤"，平时，他还可以开车、买菜，像普通人一样生活。

本土创新，七年磨一剑

据汪来博士介绍，泽布替尼是百济神州于2012年6月启动研发立项的。经过7年的不懈努力，2019年1月，泽布替尼获得美国食品药品管理局授予的"突破性疗法认定"，成为首个获得该认定资格的我国本土研发抗癌新药。2019年8月，美国食品药品管理局正式受理了泽布替尼的新药上市申请，并授予其优先审评资格。作为迄今为止第一款完全由本土企业自主研发，在美国获准上市的治疗淋巴瘤的新药，泽布替尼实现了我国原研新药出海"零的突破"。

此外，百济神州已于2018年8月和10月，向国家药品监督管理局递交了泽布替尼针对治疗复发或难治性套细胞淋巴瘤（MCL）与复发难治性慢性淋巴细胞白血病（CLL）/小淋巴细胞淋巴瘤（SLL）的新药上市申请，并均被纳入优先审评通道。2020年6月3日，泽布替尼（商品名：百悦泽）终于在我国获批了，而且一下子就是两个适应证：复发难治性套细胞淋巴瘤（MCL）和复发难治性慢性淋巴细胞白血病/小淋巴细胞淋巴瘤（CLL/SLL），我国的肿瘤患者终于等到这个高质量的新药了。

泽布替尼经历了7年的孕育，终于成功诞生，这个过程离不开科学家们的潜心钻研，也离不开受试者们的积极参与。所有参与的研究者和试验从业人员都对受试者报以感激之情。

北京大学肿瘤医院淋巴瘤科的朱军教授也是泽布替尼临床试验的主要研究者，他说："至今，套细胞淋巴瘤没有什么好的治疗办法，我们的病人急需新药来解救他们。一个单药的临床试验能获得这么好的效果，让病人获益，不花钱用最新、最好的药，病人开心，我们作为大夫也开心。希望这个药在我国获批以后，能开展更多其他适应证的临床试验，更好地让更多病人获益。"

目前该药正作为单药或与其他疗法联合用药，在多种淋巴瘤治疗中开展临床试验。患者和家属也可多留意相关信息，如医院的信息、公司网站和国家药监局药品审评中心网站，通过参与临床试验的方式先用上药！

最后，汪来博士说，做药最让人有成就感的就是帮助患者。笔者非常佩服，希望咱们的药企能继续给我国老百姓、给全世界人民带来更多更好的新药。

感谢汪来博士、朱军教授、宋永平教授对本文的审阅

撰文：杨爽

"慢阻肺"患者的试验之旅

又是一个四月。老赵如约来到广州一家医院呼吸科的临床试验受试者接待室。窗外的木棉花正红，老赵的思绪也随之飘到了两年前的这个季节。

"慢阻肺"的危害

老赵是一名报社老编辑，常年写稿熬夜，审校稿件，压力大的时候就会点上一支香烟，靠抽烟舒缓压力。从参加工作开始，不知不觉，老赵已成为具有20多年吸烟史的"老烟枪"。两年前报社例行体检，老赵并无意外地被诊断为慢性阻塞性肺疾病（简称"慢阻肺"），这是一种具有气流阻塞特征的慢性支气管炎和（或）肺气肿，可进一步发展为肺心病和呼吸衰竭。此病与有害气体及有害颗粒的异常炎症反应有关，致残率和病死率很高，全球40岁以上发病率已高达10%。而在一项面对40岁以上中国人群的调查中，慢阻肺患病率更是高达8.2%（数据来自广州呼吸疾病研究所）。

慢阻肺的确切病因不清楚，已经发现的危险因素大致可以分为外因（即环境因素）与内因（即个体易患因素）两类。外因包括吸烟、粉尘和化学物质的吸入、空气污染、呼吸道感染等。

十分幸运的是，老赵目前只是Ⅰ级，属于最轻症。慢性咳嗽是他最早出现的症状，常在晨间咳嗽明显，夜间有阵咳或排痰。

老赵询问体检医生，有没有什么方法可以治疗？医生说，目前对于这种疾病，并无标准治疗指南，也没有一个明确的治疗方法。换句话说，就是对于慢阻肺病人除非已进展到比较严重的地步，否则医生不太会主动给予过多干预。

新药试验有益于慢阻肺患者

在老赵打算就此不管的时候，体检室外面的一则招募广告吸引了他的眼球。招募广告说，这家医院正在开展一项专门针对早期慢阻肺患者的新药临床试验。抱着试一试的态度，老赵联系了招募广告上的负责医生。

负责临床试验的钟医生在受试者谈话室中认真地向老赵介绍了这个临床试验的来龙去脉。老赵参加的这项临床试验，是世界首项专门针对早期慢阻肺患者的临床试验，其最终研究结果已经公布并发表于国际著名医学杂志上。研究结果证明：通过该药物控制，可以有效地延缓慢阻肺患者的疾病进展，造福慢阻肺患者。

钟医生对老赵解释说，新药临床试验就是科学家把已经证实能够在动物身上安全、有效治疗某

种疾病的活性物质，用于人体进行系统性的临床研究，从而可以证明它对人体是否安全和有效。

钟医生十分耐心地讲解了为什么要开展这项临床试验，如果老赵参加试验需要在什么时间做一些什么检查等。最后钟医生还特别强调了参加试验可能的风险和受益，也再次和老赵说明即现在签知情同意书参加这项研究，如果将来想退出，是随时可以退出的，不需要任何理由，完全尊重老赵自己的意愿（这个过程就是"知情同意"）。

这是老赵第一次接触临床试验，难免有一些打不定主意。他回家和老伴仔细商量过后，觉得既可以治病，又有免费的检查和治疗，应该没有什么问题。于是老赵就在知情同意书上签字了，也就是正式参加这项临床试验了。

随后，老赵每三个月都会去一次医院，上交服药日记卡，回答医生最近三个月的情况，做相应检查，取未来三个月的药。其实，如果没有后来发生的一件事，两年的临床试验期可能就这么过去了。

那是老赵刚刚参加临床试验那年的冬天，他的老伴在家不小心摔跤了。老年人，就怕有什么跌着碰着的，这一摔就住了院。钟医生得知了这个事，常常来病房探望老赵，还热心地问他有没有什么难处，这让老赵觉得特别温暖。回想起这件事，老赵觉得，如果不参加这个临床试验，可能自己的慢阻肺就没有机会得到治疗，更谈不上和医生建立如此融洽的关系了。

"赵大爷，咱们要去做肺功能检查啦!"钟医生洪亮的声音把老赵的思绪从回忆拉回到现实。"好的，咱这就去!"老赵爽快的应诺着。

撰文：童明

从易瑞沙到国产版9291
临床试验

父母在，人生尚有来处；父母去，人生只剩归途。

2014年春天，在一次体检中，55岁的妈妈肺部被发现有一占位性病变，医生朋友小心翼翼地提醒我要做好最坏打算，那时我只能在心中默念"希望这不是真的"。

但上天似乎没有听到我的祈祷，最终，我妈妈在国内一家知名肿瘤专科医院确诊为右肺腺癌，病理分期为ⅢB期，需要手术切除。那时，我觉得天都是灰的，整日以泪洗面，无法接受这一残酷现实。但理智告诉我：不能在妈妈面前表现出一丝悲伤与无助，因为我是她最大的依靠。

第一代EGFR抑制剂耐药后

原本一直听说化疗是很痛苦的过程，事实也的确如此。手术后紧接着是多程化疗（培美曲塞加卡铂联合化疗）。化疗后看着妈妈吃不下饭，躺在床上痛苦的样子我真的很心疼。由于病理分期属于晚期，六个周期联合化疗后，妈妈开始使用培美曲塞单药进行维持治疗。在四个周期单药维持治疗后，由于药物过敏不得不终止单药维持治疗。

在接下来几个月里，每两个月1次的影像学复查，病情稳定，没有新发病灶。但平静仅维持了几个月，2015年7月，妈妈右肺出现新发结节。医生及时安排进行了基因突变检测EGFR，结果呈阳性，医生建议马上转为靶向治疗。

2015年7月，妈妈开始服用易瑞沙进行靶向治疗。一转眼三年过去，去年夏天，妈妈出现明显易瑞沙耐药表现。随着原有肿瘤病灶在一点一点增长，我们再次陷入了困惑与迷惘。医生建议可以再继续服用易瑞沙维持观察，也可以做EGFR T790M基因突变检测，若EGFR T790M基因突变检测阳性就可以考虑服用AZD 9291。AZD 9291是进口靶向药，每月费用要5万元，这对于普通工薪阶层来说简直是难以承受的经济负担，但我们也不能任凭肿瘤在妈妈身上肆意生长，只要有一线希望，我们都要积极争取。

国产版9291，全新选择

山重水复疑无路，柳暗花明又一村。一位肿瘤专家建议我们参加医院正在进行的一项新药临床试验，该新药正是针对EGFR T790M基因突变阳性的靶向药物：甲磺酸艾氟替尼片（被称作国产版的9291），这无异于一次全新的选择和希望。

不过，我们也有许多疑虑：处于临床试验的药物效果会不会比易瑞沙更好？会不会有很强烈的不良反应？带着这些疑虑，我们咨询了负责试验的医

从易瑞沙到国产版9291 临床试验

生，医生耐心地介绍了该药的详细情况，坚定了我们想要入组临床试验的决心。

想要参加临床试验需要符合入组标准，经过多个检查项目的严格筛选，妈妈符合入组的所有标准，幸运地成为一名临床试验受试者。妈妈于2018年10月25日第一次服药，经过一个月的药物治疗，影像学检查显示，肿瘤缩小一半，医生说效果非常好。目前已经服用该药7个月的时间，效果非常理想，肿瘤得到有效控制，妈妈的精神状态也好了很多。

妈妈的病情得到了有效控制，可以说临床试验给了妈妈新的生命转机。我多么希望她脸上的笑容能永远绽放。

我所了解的临床试验

在妈妈入组前，我对临床试验特别是肿瘤药物临床试验知之甚少。所以，在医生推荐入组时，也曾顾虑重重。通过在网上自我学习和与医生不断沟通，我对临床试验有了认识和理解。

首先，临床试验只是药厂用病人试药的试验？答案是否定的，临床试验是新药在上市之前的重要过程，整个过程科学而严谨，不容一丝一毫的纰漏。在政府相关部门严格监管之下，许多科学家、医生付出了辛勤劳动，确保病人在参与临床试验过程中的各种潜在风险得到有效控制。

其次，你不是一个人。这点我深有体会，在临床试验过程中，我们并不孤单。药厂为妈妈提供免费治疗方案，医院会定期为妈妈提供系统的医学检查，跟踪妈妈的病情动向，医生会根据检查结果提供相应帮助。妈妈服药期间曾经有一阵出现皮肤瘙痒症状，医生及时提供治疗方案，不良反应得到了很好控制。临床研究协调员也会帮助协调各项检查时间。在临床试验这条路上，处处是温暖，处处是体贴。

最后，莫迟疑。不要让病魔占了上风。回想起刚刚确诊时及病情进展时的慌乱，选择治疗方案时的纠结，现在已然能够从容面对。对于那些还未参加临床试验，存有迟疑态度的病友，我想对你们说，请认真考虑任何一个帮助自己及帮助家人与癌症病魔做斗争的机会。

本文感谢李树婷老师的大力支持

撰文：琪琪

自主选择霍奇金淋巴瘤试验

萍萍出生在农村，家庭并不富裕。2010年职中毕业后顺利地进入了家乡的一所乡镇企业工作，2012年她和相恋的男友结婚，以为人生会慢慢变得更好。2013年10月，所有的一切都被一场噩梦打破。一个周五的早上，老公说她的脖子上有个肿起的包块，起初她没当一回事，有一天正好工厂放假就顺便去医院检查了一下，医生告诉她明早空腹再来检查一下。第二天一早，各种检查，甚至抽了骨髓，这让陪同检查的老公也失了魂儿。下午检查报告出来了，霍奇金淋巴瘤如同一颗炸弹一样炸在了她这个平凡的家庭。

无法负担治疗费用，直到参加试验

霍奇金淋巴瘤（HL）是淋巴瘤的一种独特类型，为青年人中最常见的恶性肿瘤之一。病初发生于一组淋巴结，以颈部淋巴结和锁骨上淋巴结常见，然后扩散到其他淋巴结，晚期可侵犯血管，累及脾、肝、骨髓和消化道等。经典霍奇金淋巴瘤可分为4种组织学类型：淋巴细胞为主型、结节硬化型、混合细胞型和淋巴细胞耗竭型。近年来世界卫生组织分型中增加了一种结节性淋巴细胞为主型。我国最常见为混合细胞型。各型之间可以互相转化。组织学亚型是决定患者临床表现、预后和治疗的主要因素。

"平常的我也算很注重健康的生活方式，为什么我就偏偏得了肿瘤？"刚被确诊那会儿，她经常反复问自己这个问题，可是答案无从得知。唯一安慰的是：现代放疗和化疗的应用使霍奇金淋巴瘤已成为可治愈性肿瘤，但治疗的费用是她们这样的普通家庭很难负担的。

正在焦头烂额的时候，朋友给她发了一条霍奇金肿瘤新药临床试验的招募广告。抱着试试看的心态，她拨通了广告上的电话，电话那头的工作人员向她大致介绍了这项临床试验的相关事宜和入组要求。带着活下去的渴望，他们一家搭乘飞机，辗转千里来到上海一家指定医院。

完全尊重自己意愿，签字参加临床试验

在医院里，工作人员给他们详细介绍了这项新药临床试验的目的，需要做的检查及参加该试验可能带来的风险和受益。试验用药物是一种化疗药，能进入肿瘤细胞核与DNA结合，从而抑制核酸的合成和有丝分裂，阻断肿瘤细胞增生，最终达到杀灭肿瘤的作用。虽然试验用药物早已被用于其他肿瘤治疗，但是用于淋巴瘤的治疗是首次尝试。同时，工作人员也告诉她：签字同意后才能参加临床试验，如果将来想退出随时都可以，不需要任何理由，完全尊重受试者自己的意愿。在了解所有事宜后，她在知情同意书上签

字，正式参加了这项临床试验。

参加临床试验和一般治疗没有太多区别，只是需要在一些时间点做一些检查、回答医生最近的情况，按时去医院上交服药日记卡，取回接下来的药。令她安慰的是，所有检查和药物的使用都是免费的，还得到了专门的试验从业人员的照护。就这样，他们在家和上海来来回回奔波，最终决定在上海租一处房子，方便每次检查，也节省路途花销。

"和所有听说过的化疗副作用一样：呕吐，那些化疗日子里的呕吐，甚至让我在后来怀孕的日子里比其他孕妇看上去轻松很多；掉头发，临床试验开始前，工作人员向我说明这个药物会让我掉头发，我已经做好了心理准备，去理发店剪了人生第一次短发，但当头发一天天减少直到最后没有的时候，我还是哭了，因为没有头发的我真的很难看。"萍萍笑着说出这几句话，作为医疗行业从业人员的笔者，我至今依然能感受得到她当时的苦楚。

时间静静地流淌着，整个临床试验的过程长达半年，她经历了仿佛没有明天的与疾病艰难斗争的日子，在研究医生和护士的鼓励下，还好得到老天眷顾，她活下来了。她说："有时候也会害怕病魔掉头回来，直到多次的复查，我终于确定自己健康，不久前，我和老公有了自己的孩子。"听她说这些的时候，有些心疼，幸好她现在很幸福。

对于新药临床试验，萍萍真的很感激，即使命运有时候很爱捉弄人，可临床试验给了她活在这个世界上的机会。面对新药临床试验，她也曾犹豫过、害怕过，最终在专业工作者的帮助和释疑之后，萍萍坚定了信心并完成了试验。

撰文：古月

严格筛选，"虽败犹荣"

2017年的夏天，我从中国医科大学毕业，毕业后的我，成为一名临床研究协调员。我想告诉大家的是一个"入组筛选失败"的故事。虽然筛选失败意味着受试者将不能参加这项临床研究，也就不会再出现在我接下来的工作中，但是，作为临床协调员的我坚信：我们的职责是对受试者的利益和健康负责到底。

入组筛选失败

2018年农历新年一个安闲静谧的清晨，我在被窝里慵懒着，一条微信消息跳了出来。"小马，你好！先给你拜个晚年。我年前在贵院检查出球蛋白增高，经过进一步诊断，确诊为骨髓瘤。为此，我非常感谢你们，由于你们高度负责的精神，我的病情才能早发现，得以在最佳时机控制和治疗，现已明显好转！正在治疗期间不能前来拜谢，也请帮忙转达对主任的敬意。"

当收到这条消息时，我的心情从一开始的喜悦、想着美好的一天，到后来的不知道该如何安慰这位受试者。

我整理整理思绪，回想起这位受试者的筛选经历。那是一项心内科的高血压药物的临床研究项目，需要招募24名年龄在18～75岁的轻、中度高

‹ 3　　　　　李　　　　···

 谢谢您！已收到。

2018年3月4日 上午7:11

尊敬的你好！
先给你拜个晚年吧😄 祝你狗年大吉，工作顺利。家庭幸福，万事如意！
我年前在贵院查"球蛋白增高"结果诊断是"骨髓瘤"为此，我非常感谢你们，如不是在这由于你们的高度负责精神，使我病情早发现，早治疗，得以最佳控制治疗，目前，明显好转！谢谢了！也请转达对主任的敬意！
现在，正在治疗期间，不能前来拜谢！有情候补吧😄
另外，我有一朋友，也是血压高，不知您这还受理吗？如可，请告诉我哪天能来？拜托了🙏

2018年3月4日 上午8:30

您好，我们每周四的上午8点到10点都会安排高血压的临床研究，有需要可携带身份证，在当天早上空腹到第一住院部13楼就可以的。
另外，您一定要放松心态，积极治疗，您是个特别善良亲切的叔叔，一定会早日康复的🤝

　　　　　　　😊 ⊕

严格筛选『虽败犹荣』

图为笔者与受试者当时的微信通讯记录，情真意切血压患者（单独服用血管紧张素受体拮抗剂或钙通道阻断剂等降压药难以控制）。此外，要求受试者无明显肝肾功能损坏、筛选前6个月无严重心脑血管疾病、无药物滥用、酗酒等问题。

李先生（化名）是在年前来参加入组筛选的。63岁的李先生，热爱运动、注重健康的生活方式，平时身体健康、精神状态极佳，除了患有高血压，身体无其他不适。多年来他服用过多种降压药，效果不佳。恰巧李先生的朋友刚刚完成此项研究，从项目组出组，其朋友在临床试验期间血压控制良好，对研究者和工作人员十分信任，经朋友介绍，李先生参与本临床研究的积极性极高。

入组筛选时，血生化、血常规等化验报告单显示李先生的球蛋白高到93（正常值20~40g/L），虽然这项指标并不在方案的入选排除范围内，但秉着对病人负责的精神，我在第一时间将此情况反馈给研究者，提醒研究者稍加留意。研究者并没有立即判定李先生的入组筛选失败，而是根据自己的专业知识，为他安排了腹部B超，以便进一步排查肝脏问题，又嘱咐他回去调整饮食和作息。

为受试者健康负责到底

一周后，我再次联系李先生，陪同他完成血生化等检查。在协助研究者为他进行多项检查后，我们排除了肝脏问题，但再次化验显示他的球蛋白高至99g/L。经过研究者慎重考虑，认为李先生不宜参加这项临床研究，入组筛选失败，并嘱咐李先生一定要到风湿免疫科和血液科进一步检查，以便及早确诊。

其实，我们之间的缘分本应在"筛选失败"时就结束了。但，作为一名临床协调员，我有责任为受试者的利益和健康负责到底。

在李先生临走时，我加了他的微信，时不时问问他去没去检查，有时候甚至会搬出研究者的医嘱提醒他检查的重要性。因为无论是研究者还是协助研究者的我，都真心希望他去检查，也真心希望他一切安好。

年后他告诉我他确诊的消息，说真的我不知道怎么安慰他，反倒是他对我说："小马呀，要不是你总提醒着我，我没事儿哪会跑那么多科室检查呀。我这病发现得早，你得替我高兴。"震惊之余，我唯一庆幸的是年前年后我都没有"轻易放过他"！

身为研究者助手的我，能为自己承担起应有的责任，而且有始有终，帮助到这位患者，感到幸福和力量。

撰文：马瑞雪

重新燃起患者对生命的希望

我是一名新药临床研究协调员（CRC），在我的工作中，面对的基本都是晚期癌症患者，他们大多经历了多次治疗失败，正走在生命的最后一个阶段。他们渴望生存，热爱生活，最让人难以忘记的是他们那些渴望的眼神，充满了对生命的期待。

认真的患者老于

印象很深的是一个叫老于的受试者，第一次见到他是2016年。药物临床试验机构主任安排我给他筛查病史，并特别提示我，这个患者的记性不好，交流可能会有困难。见到他时，他身穿破旧的中山服，背着一个格格不入的双肩书包，挺着个大肚子。当我查看了病史后，才知道他患有恶性脂肪肉瘤，经过3个周期的化疗后承受不了毒性反应，又因经济原因不能手术和继续治疗，肚子里已长满了肿瘤。

在交流中他话不多，我问什么，他答什么，因了解患者的记性不好，所以更加详细地向他告知了临床试验的流程，强调了每次来医院就诊的时间要求，而他面无表情地应答着我，就好像这件事与他无关，让我不由得担心他是否能按照试验要求来做，于是我将注意事项等，一字一语地写在纸上交给了他，再三叮嘱有不明白的电话联系。

成功入组后，开始了试验药物的治疗。让我意外的是，他虽然不善表达，但对临床试验的态度非常认真，每次都特别准时地来医院复诊，并严格按照要求使用药物，对饮食和作息也都很注意。几次复查显示，治疗效果稳定，肿瘤被控制住了，一直没有增长，也没有发现新的转移，他一直服药治疗到今天，真是上天眷顾这些满怀希望的人们。

奉献于药物临床试验

治疗产生了效果，但治疗也是漫长的。每过21天或42天他就要按照临床试验方案的要求从几百公里外赶到北京复查和领药。有一次来复查，他向我咨询了遗体捐献的事，他说："我这一生没做过什么伟大的事，也不知道我这病歪歪的身子能不能帮到其他人。"

当时听后我吃了一惊！我知道他一个人住在农村老家，身边没人照顾他，因为疾病不能工作，经济上很是拮据。即使生活如此艰难，还能按照试验要求准时返院检查，可见他对科学的尊重，对生命的渴望。而他这样除了自己的身体以外一无所有的人还在考虑着如何能够为医学做贡献！面对这样一个即普通又伟大的人，我的心中立刻充满了敬意：每个人都会逝去，就像流星，但有的星星在它逝去的瞬间也要闪出一道光，照亮天空。

老于的困难我们都看在眼里，我们的主任更是医者仁心，捐助了他2000元钱，他由衷的感谢，写了一封信，交给迟大夫之前还先让我看看是不是太寒酸，在我看来，他的信没有太多花哨的描述，却真挚、由衷。

曾经沉默寡言的他，现在也会带给我们一些小惊喜：医院举办了"我心中的好医生/好护士证"的颁发评选，是由患者来填写推荐的。有一天护士长叫住我说："这个证书是你的吧，名字好像写得不对，你看看。"原来是他写给我的，拿着证书，我的心里非常欣慰：老于不仅自己有了对生活的信心，还开始鼓励别人了。

从参加试验开始到今天已经快2年了，在这近2年的治疗过程中，老于的心情从曾经的无助到今天的愉悦，疾病的痛苦一度让他对命产生了绝望，但他依然坚持着坚持着，今天新药终于能让他的生命旅途一年年延长，这是我们这些从事新药临床研究的人最希望看到的！

撰文：郭莹

参加临床试验，坚强面对癌症

我在一家银行工作，没有任何医学背景，但这几年来自己的亲身经历已经把我变成了"半个医务人员"。我的母亲于2015年11月查出肺腺癌Ⅳ期，经过一线化疗、基因检测后使用厄洛替尼靶向治疗；2016年10月病情复发，再次基因检测后于2017年2月入组加入新疆医科大学肿瘤医院的一次临床试验，开始使用奥希替尼靶向治疗，截至写这段文字时已用药15个月。

随着癌症发病率的持续升高及癌症治疗手段的不断进步，在手术、放疗、化疗等传统治疗手段之外，靶向治疗、免疫治疗等方法的出现，使得癌症治疗进入"精准治疗"时代，而癌症病人的治疗过程也比过去减轻了不少痛苦。在这里，我希望分享在母亲参加临床试验过程中，学习到的知识，能够对别人有所帮助。

一件幸运的事

能够参加临床试验，我认为是一件非常幸运的事。我的母亲有明确的突变基因，针对这种突变基因也有对应的靶向药物，但仅仅因为没有在中国上市，我们只能望"药"兴叹。如果我们费尽心力通过其他途径购买国外上市的原研药，这必将会是沉重的经济负担！

有药，要么买不到，要么买不起，这时，临床试验就是我们的"救命稻草"。我们不仅可以免费吃到这个药，定期、系统地检查也更利于病情的动态监测与反馈，医生会根据治疗进展及时提出利于疾病控制的有效干预手段，作为患者，是受益的；作为家属，是放心的。

也许有人会觉得，我们入组参加试验服用的药物靶点和疗效都是明确的，所以我才会强烈肯定临床试验的意义。的确，近些年是癌症药物研究的井喷时代，担心自己成为"小白鼠"的顾虑，我完全可以理解，但即便如此，我还是希望通过我的理解，可以让大家摒弃偏见，理性面对临床试验。

我曾有过的顾虑

1 **入组试验就等于当了医院和制药公司的"小白鼠"么？** 相信很多人都和我一样有这个顾虑，但其实，即便单纯从经济利益角度出发，任何一家制药公司希望药物安全有效的心情和患者都是一样迫切的，他们不可能拿患者去验证一个风险极高的药物，这相当于将巨额的研发投入打水漂。但是风险有没有？有，既然是新药，肯定会有一些不可预见的风险。我也本能地对未知的事物感到恐惧，会在想象中将临床试验的风险放大。但当我走近临床试验之后，我知道了每一项临床试验都要经过科学地设计、严格的监管并建立有效的保护机制，为的就是管控风险，全力保护每一位受试者。

2　**临床试验会不会不安全？** 临床试验的目的，是为了证明新药有效，但有个前提，就是"安全"。是药三分毒，任何药都有毒副作用，但每一个经过科学设计的临床试验，首要任务都是保证患者的安全，在保障"安全性"可以接受的基础上，探索新药的有效剂量，这才是关键。杀死癌细胞的同时杀死患者的药物，没有临床价值，也不会开展临床试验。

3　**万一我用了新药没有效果呢？** 个体差异决定了理论上证明有效的药物可能用在某个人身上没有效果或效果不好。因此，如果符合研究的入组排除标准，理论上讲就已经具备用药的条件，比起没有药物可用的患者，起码多了一个新的希望。如果是分期靠后的试验，前期数据也已经证明了试验效果，我认为不应该因为揣测的个别可能性而放弃有数据支持的有效试验。

4　**万一我被分到对照组，只能使用无效的安慰剂，岂不是耽误病情？** 一般情况下，安慰剂对照只能用于没有可靠疗法或标准疗法的情况下，比如受试者人群为末线肿瘤患者。在缺乏有效治疗方案的情况下，采用最佳支持治疗或安慰剂作为对照是可接受的。其实目前大部分临床试验都不会直接使用无效的安慰剂做对照，而是使用"标准疗法"（目前已有的最佳治疗方法）做对照。也就是说，即便分到对照组，也不会放任病情任意发展而不顾。因为，探索新药的目的就是为了找到比现在更有效、更安全、副作用更小的治疗办法。

5 **如果我中途不论什么原因，不想继续参加临床试验，可以退出么？** 所有临床试验都会充分尊重受试者的选择，可以随时退出研究。

所以，如果面临一项可以参与的临床试验却不知所措时，建议大家不妨问问上面的几个问题，比如：试验分期（一定程度上区别了风险程度）、试验分组（很多试验是单臂试验，意味着所有入组的患者都可以使用新药）、是否已在国外上市以及对照组的治疗手段等。负责临床试验项目的医生及工作人员会专业、细致地解答我们的一切问题和顾虑。

主动了解配合科学指导，有助于做出理性又正确的决定，不要因为盲目与偏见，草率错过一个可能真正有效的临床试验。

此外，我诚挚地推荐由李治中博士撰写的《癌症·真相：医生也在读》和《癌症·新知：科学终结恐慌》。作为癌症科普书籍，也是本文指导文献，深入浅出、浅显易懂，有助于正确认识癌症，减少恐慌，合理选择治疗方法，用理性和科学战胜病魔。

撰文：古月

参加临床试验，摆脱银屑病

中年的何先生有着自己的生意，生活无忧，唯一困扰他的是，作为一名寻常型银屑病患者（俗称牛皮癣），疾病的外观表现时常让他觉得没有自信，每当冬季病情加重时，瘙痒更是让他无法安睡。银屑病是一种慢性炎症性皮肤病，病程较长，有易复发倾向，有的病例几乎终生不愈。发病以青壮年人群为主，对患者的身体健康和精神状况影响较大。病因涉及遗传、感染、免疫异常、内分泌因素等多方面因素。临床分为：寻常型银屑病、脓疱型银屑病、红皮病型银屑病、关节病型银屑病。

俗话说，久病成医，虽然何先生并没有成为银屑病"专家"，但他一直在期待更好的治疗办法。

关注国内外银屑病治疗新药

一直以来，他都非常关注国内外治疗银屑病的药物。A药对于何先生来说并不陌生，根据他查询到的资料，这个药是一种靶向治疗药物，被认为能够通过阻断银屑病最重要的发病机制中心而发挥作用。

目前这个药在国外上市有近3年了，在欧美和印度等地已有数万病人用过，何先生未曾使用但有所留意。一次机缘巧合的机会，一个移居国外的病友告诉他："A药效果相对理想，在国内正式上市之前，可能会先开展临床试验，可以关注一下。"

这提醒了何先生，虽然国内暂时不能购买，但临床试验是一条可选的通道，之后，他一直关注该药的临床试验招募信息。而机会也总是留给有准备的人，得知距他家不远的一家医院即将开展A药的Ⅱ期临床试验，何先生当机立断地选择参加。当机立断的原因在于早就做好的权衡和准备：该药在国外已有很多人用过，并不是首次用于临床；试验用药过程有专业医生全程把控，比自己托人购买、注射用药要安全得多。

一场临床试验，陪伴夏秋冬春

何先生说他第一次去医院注射试验药物的时候，路上有点堵车所以迟到了，到了之后发现竟然有15个病友一起打针，虽然不知道谁是试验组谁是对照组，但心里暗自感到高兴，人多了热闹。"病友们彼此天马行空地交流着，不同年龄、来自五湖四海的我们瞬间组成了一个集体，因为我们都奔着同一个目标。"

打完第一针后，患处开始掉皮，由硬变软，三两天就平下去了，颜色也一天天变淡，何先生的喜悦之情溢于言表。一周后打第二针，却感觉没啥效果，可能受到第一针的鼓舞有些太心急了，劝自己要平常心一些。第三针打完，着实开始见效，虽然还有些泛红，但皮损处变平滑了，也不怎么掉皮了。何先生说第三针以后他开始更加相信，相信医生的判断，相信医学的力量，相信他的银屑病是能被治愈的。第四针时，不良反应似乎明显了一些，无力、嗓子疼、容易感冒等症状出现，研究医生及时给予了相应治疗，自己是不可以随意吃感冒药等其他药物的。第五针结束时，皮肤已经好得几乎和健康人一样，之后改为每月注射一次。

每次，病友们一个月不见，再会时都是相见甚欢，整个试验注射部一片欢声笑语。接着到第八针、第九针……直到一年结束。现在，何先生再看到参加临床试验前的照片，已恍如隔世。

在以前，何先生从未想到过一次参与临床试验的经历会给他带来这么大的改变，会带走缠绕他多年的困扰。现在的他常会跟别人说，"我很庆幸没有因为冬天的寒冷而放弃对春天的希望，临床试验真的带给了我们希望。"

撰文：清风

家人不理解，
我为何要参加试验

老张说："人活着有时候真的好难。"几年前，老张突发脑出血做了开颅手术。

胃癌给了这个家致命一击

都说幸福的家庭是相似的，不幸的家庭却各有各的不幸。老张夫妇已经50多岁了，二人自由恋爱，夫妇感情和睦，育有一子。生活在甜蜜家庭的孩子也倍有出息，大学毕业后进入上海一家公司，结了婚也买了房。

听着一切似乎是美满幸福，但对于普通县城的老张家庭，上海的房子就如同一座山，压着他们，可命运也仿佛开玩笑似的，又给了这个家庭重重的打击：历时70多天的辛苦康复，老张满以为从脑出血的地狱闯过来了，没想到竟然又检查出了胃癌，而且还是晚期。

老张仿佛觉得到了生命的尽头，死神在向他招手，果不其然，肿瘤很快就转移了。在生命最后的日子，老张想离自己儿子近一点，再多感受一下最珍贵的亲情，于是老两口来到了上海。

偶遇一个生命的契机

来到上海，高楼大厦，车水马龙，老张很是不习惯。常常说："我不属于这里，上海是充满活力的年轻人的天堂，而我已是没有生气的老人了。"

来上海之后，肿瘤也时常跳出来捣乱，于是老张就近去了上海一家医院做了些检查和治疗。在老伴去拿药的间隙，老张在肿瘤科外面走了走，没想到就在这个转角，老张在墙上看到，治疗晚期胃细胞癌的S药的Ⅲ期临床试验正在招募受试者。

在与该试验的负责医生交谈中，老张夫妇了解到S药是一种血管内皮生长因子（VEGFR）酪氨酸激酶抑制剂，属于靶向抗肿瘤药物。本试验目的是在前几期临床试验的基础上进一步观察和评价S药治疗晚期胃细胞癌患者的有效性和安全性。

医生说以老张现在的病情，生存期确实不容乐观。这项临床试验是在标准治疗的基础上使用S药，不会耽误原本应该有的治疗，从S药前两期的试验结果来看，效果还不错，或许也能够延缓老张的肿瘤进展，延长生存期。但毕竟是未上市的新药，风险一定是存在的，建议老张和家人慎重考虑、权衡一下。

常规治疗还是参加试验？

回家之后，全家一起讨论这件事。老张首先表示想要参加试验，一来能够省下很多治疗费用，二来可能有比原有治疗更好的疗效，反正没多少日子，死马当活马医也好啊。

老张的老伴则非常不赞成："老头子你不要老想着省钱，还是稳妥一些的好，那个药毕竟没批准呢，没多少人用过，医生给咱看的知情同意书里，可能的风险有那么多条，看着吓死人了。"儿子也劝老张，不要担心钱，该怎么治疗就怎么治疗。可谁也说服不了老张，于是儿子提议先不急着决定，自己再去医院跟医生多请教一下。

综合了老张的主治医生、临床试验负责医生的解释与建议，儿子回来说："其实现在临床试验的开展已经很普遍了，这代表着医学的进步，在试用新药的同时不会耽误常规治疗，而且这个药已经走到Ⅲ期了，说明安全性和疗效还是比较可靠的。无论是新药还是老药，只要是药品都是有风险的，但重要的是如果用药获得的受益大于风险，我觉得咱们就应该用。"终于，全家达成一致意见，决定参加这项试验。

从此老张不再说不适应上海，因为这座有着自己的魅力的城市给了他们一家曾经看不到的希望。

正视临床试验，为己为人

整个临床试验做下来，老张的肿瘤不但没有再扩散，而且已经逐渐缩小到几乎消失。从刚开始医生所说的只有几个月的生存期，到现在已经几年过去了，老张依然有说有笑，病魔似乎放过了这个一心为了家人的老张。

　　试验结束后，老张说："药物临床试验和正常疾病治疗没有什么不同，可能最大的区别就在于，平时治疗使用药物的疗效是确定的，临床试验的药物疗效还在被证明的过程中。即使是已经上市的药物，由于自身的选择性差异以及病人机体差异也会存在不良反应。所以常规的治疗也存在风险，不过只有在受益大于风险时，治疗才会应用到患者身上，治疗过程也需要签署手术同意书、病危通知书等。况且如果没有临床试验的开展，怎么会有新药上市，造福人类？从试验用药变为常规治疗用药，这需要一个过程，我只是这个过程中的小小一环。"

　　老张这一环，也为S药成为常规用药贡献了一份力！S药作为中国自主研制的用于治疗晚期胃癌的小分子靶向药物，于2014年获得原国家食品药品监督管理总局上市批准治疗晚期胃癌。

撰文：乐雯

陪老爸一起抗癌的日子

我的父亲今年58岁，在体检中发现肿瘤，我带他去北京一家医院做了各种检查，最终确诊为难医治、恶性程度极高的混合性胆管癌肝癌最晚期。

猝不及防的"死亡"判决

确诊那些日子，流的最多的是眼泪，跑的最多的是各大专科医院，看的最多的是各大专家教授，但得到的结论均是：胆管癌和肝癌混合的恶性程度相当高，且已多处淋巴转移，属于最晚期癌症，无法手术，只能尝试化疗。但胆管癌不属于高发癌症，目前临床中使用的化疗药物和靶向药物极少，能配上的成功率极低，特别是我的父亲还伴有肝癌。如果胆管癌治疗有效，肝癌治疗的效果也是极差的，这无异于被判了死刑。

如果我不说，你们永远也想象不到我父亲的身体一向有多好。父亲每日至少快走十几公里，在我印象里几乎从未生过病，偶尔发个烧，39℃也跟没事人一样，甚至连药也不吃。即使被癌症判了短期死刑，也还健步如飞，完全看不出一点疲惫。可就在确诊之后的短短十几天，父亲的病情加重，肿瘤转移的速度加快，脖子部位的淋巴相继出现了肉眼可见的肿块。我知道，这是一场与时间赛跑的生命争夺赛，我不想就此听之任之，坐以待毙，不

忍面对父亲的落寞与绝望，更不愿"子欲养而亲
不待"。

PD-1抑制剂临床试验照进阳光

我放下手中的一切，抹去停不下的眼泪，冷静
下来，开始彻夜查找资料，在线上线下咨询更多的
专家以及病友。直到有一天，父亲的主治医生跟我
说，他看到一项PD-1抗体肿瘤免疫疗法的临床试
验正在招募受试者，而我父亲的病情基本符合入组
条件，虽然不是在这家医院开展，但他可以帮我联
系，问我要不要试一试。然后简单给我介绍了什么
是PD-1抗体肿瘤免疫疗法，我才知道，这是近年
来肿瘤免疫疗法研究的热点。

肿瘤免疫疗法应用免疫学原理和方法，提高肿
瘤细胞的免疫原性和对效应细胞杀伤的敏感性，激
发和增强机体抗肿瘤免疫应答，将免疫细胞和效应
分子输注宿主体内，协同机体免疫系统杀伤肿瘤、
抑制肿瘤生长。PD-1免疫疗法是利用人体自身的
免疫系统抗击癌症，通过阻断PD-1/ PD-L1信号通
路使癌细胞死亡，具有治疗多种类型肿瘤的潜力。

经主治医师推荐，我们联系到了这项PD-1抗
体临床试验的负责医生。所幸就在北京，我迅速
赶到这家医院的临床试验中心，与负责的主要研究
者沟通，在沟通中了解到更多包括PD-1抗体免疫
疗法的治疗机制、免疫应答率、可能的副作用等信
息。仔细读过知情同意书后，我更加觉得这是一个

机会，庆幸的是父亲目前的病情也刚好符合入组条件。和父母商量后，我们决定开始尝试临床试验。

联合用药君臣佐使

入组后，父亲用上了PD-1抗体及靶向药E7080，这组临床表现较好的联合用药。靶向药E7080抑制癌细胞发展，给PD-1成长的时间。医生说，在这场战争中，这个联合用药方案，PD-1是君，E7080是臣，我们所需要的，是用臣保君上位。虽几经周折，但我相信我们选择了一条最佳的路，我相信这是一个新开始。

第一针试验药物打入父亲体内时，我一度紧张到坐立不安，我父母也跟着很紧张，毕竟身边还没有用过这个药的人，这在我们看来也是个"赌博"。本应一小时输完的液，我们生生拖了三个半小时，只为减少不良反应的发生。之后观察了几天，发现所有体现在我父亲身上的不良反应只有疲倦，他除了稍有些累，每天积极生活，笑对人生，照样该吃吃该喝喝，还开车到处跑，只是遛弯走几公里就累了。

打完第二针，手触父亲脖子处的淋巴肿瘤，感觉已明显变软变小了很多。之前脸和手脚都略有浮肿，在联合用药一周后浮肿就完全消失，身体和精神也越来越好，无任何恶化迹象，证明联合用药方案见效。最难得的是生活质量与正常人无异，完全不同于其他癌症晚期患者。这说明我们选择的这条路是正确的！谢天谢地，与癌症抗争的第一战，我们赢了！

九死一生，转移肿瘤重新消失

在打第三针时，父亲的肿瘤标志物数量突然翻倍增长，之前脖子上缩小到几乎消失的转移瘤也从一个小黄豆粒增长到枣核大小。去医院取血检结果的我，脑子一片空白，手攥着化验单一直在发抖，那种感觉，至今记忆犹新。在这种情形下，我对这项临床试验产生了深深的担忧，我想要让父亲退出试验，赶紧换回常规治疗！

跟临床试验的负责医生表达了我的想法后，医生说父亲可以随时退出试验，这是完全自愿的。病情恶化可能是由于这项疗法对父亲的疗效不好，但也可能是假性进展的缘故（假性进展：放化疗后，很快出现原有病灶增大或出现新的增强病灶的现象。由于这一现象和肿瘤复发非常相近，称为假性进展）。而他认为，根据国内外的研究资料以及父亲的临床表现来看，假性进展的可能性更大。

如果是假性进展的话，现在退出试验就太可惜了，我们不想前功尽弃，决定坚定信念走下去！果然，第四针后，情况开始变好。在第五针时，脖子上的转移瘤又重新消失了！所以我也想在这里和遇到类似情况的朋友们说，不要自乱阵脚，要全面、综合地去评估和分析，更要充分地信任研究者。

父亲现在已经用到PD-1的第九针了，影像评估和B超检查都看到肿瘤在稳步缩小，虽然每次变化不多，但是都在缩小，这就是希望。我没有宗教信仰，但却不得不说，冥冥之中，当人生的一扇门被关上时，老天会在某个地方为你留一扇窗。

撰文：乐雯

专家访谈

（按姓氏汉语拼音排序）

我国药物临床试验行业经过30多年的发展，获得了长足的进步。临床研究者从最初参与、跟随国际跨国制药公司全球多中心药物临床试验，到今天主导、引领本土创新药临床试验，并在国际学术会议舞台上登场，历经了艰难险阻。他们为提升我国药物临床试验设计和实施的水平、保证临床试验质量和进度付出了巨大的努力。在这一篇章，我们走访了多位知名的临床研究主要研究者和机构管理者，请他们介绍什么是新药临床试验，及作为研究者，对各种适应证领域的新药临床试验的思考和感悟。

洪明晃、李树婷：
受试者保护理念下的临床试验赔付何去何从

专家简介

洪明晃：中山大学肿瘤医院临床研究部教授、主任医师、博士生导师。从事临床、临床研究工作多年，近年致力于临床研究的推动与管理。

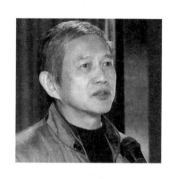

李树婷：原中国医学科学院肿瘤医院GCP中心办公室主任。DIA中国顾问委员会委员。CRC之家理事长，临床研究促进公益基金理事。

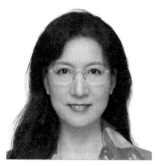

我们常说，临床试验中受试者权益的保护是第一位的。毋庸置疑，伦理委员会、知情同意书都是为保护受试者权益而设立，并且在各种会议、论坛中广为倡议。而将受试者保护落实到行动上的重要措施之一，是当受试者出现不良事件或严重不良事件后的赔付。

根据2020年4月26日我国药品监督管理局、国家卫生健康委发布的《药物临床试验质量管理规范》中的描述，不良事件，是指受试者接受试验用药品后出现的所有不良医学事件，可以表现为症状体征、疾病或者实验室检查异常，但不一定与试验用药品有因果关系。

严重不良事件，指受试者接受试验用药品后出现死亡、危及生命、永久或者严重的残疾或者功能丧失、受试者需要住院治疗或者延长住院时间，以及先天性异常或者出生缺陷等不良医学事件。

根据广东省药学会2020年3月5日印发的《药物临床试验 受试者损害处理》·广东共识（2020年版），赔偿（Compensation）是指对受试者因参加药物临床试验而遭受到的与试验相关的人身损害所给予的弥补偿付。

补偿（Reimbursement）是指对受试者在参加临床试验期间所产生的合理支出以及给他们所造成的时间损耗、身体损耗所给予的费用报销及适当的弥补偿付。例如：随访交通费报销或补贴、抽血营养补贴等。这类补偿并非由于申办者或研究者存在责任或过错造成。

由于临床试验发生不良事件存在不可预见性，临床试验对身体的损伤在所难免。因此，发生严重不良事件后如何赔付，实现受试者保护这最后临门一脚显得尤为重要。笔者有幸专访了中国抗癌协会医学伦理学专业委员会主任委员洪明晃教授和临床研究行业资深专家，原中国医学科学院肿瘤药物临床研究中心GCP中心办公室副主任李树婷老师，请他们分享临床试验赔付背后的故事。"这是非常重要的但还没有完全做好的事。"谈到药物临床试验中不良事件的患者赔付，李树婷老师这样说到。

受试者赔付困难，原因是什么？

一个创新药物从研发到上市，有一半时间花在临床试验上。基于安全性，新药临床试验设计会尽量控制药物毒性，减少不良事件的发生。但尽管在试验设计时百般注意，不良事件的发生仍旧不可避免，尤其是肿瘤药的早期（Ⅰ期）临床试验。而这其中，受试者作为新药研发的亲身体验者和贡献者，发生严重不良事件时却会遇到赔付困难的情况。

当然，得不到赔偿是小概率事件。究其原因，李树婷指出，尽管在知情同意书中写明受试者发生不良事件该如何补偿/赔偿等权益，但部分受试者对此权利的意识并不是很强。如果受试者有意识提出赔偿，一般流程是研究者进行判断，而后由研究者或机构管理部门包括伦理委员会找到申办方进行协商，由申办方和保险公司介入讨论，商谈补偿/赔偿事宜。此时，如果研究机构方面缺少积极有力的支持，就会导致患者在获得补偿的道路上孤独无力。不过，如果只是常规AE（不良事件）/SAE（严重不良事件）的医疗费用补偿，大多数是通过临床监查员（CRC）层面就可以协商处理好。浦东五新保险经纪公司的市场总监刘亚卿说。

洪明晃教授认为，目前不良事件的处理与赔付机制建立尚处在初步阶段。他说："很多受试者可能都没有仔细研读过知情同意书，发生不良事件后更多的是依赖医生的意见。不良事件的伤害程度，判断的权利在医生手上，如果医生和申办方关系密切，有可能不了了之。"

而从申办方角度来看，如果没有及时提供资金赔偿，该承担的费用没有承担，加上医生不关注，受试者只能从医保渠道获取报销费用，产生"骗保"现象，洪明晃教授强调到。临床试验的花费主要含有药品费、检查费、住院费以及交通补贴和采血补贴，大部分费用和医保报销项目相重叠。并且申办方和受试者对于不良事件的判断标准有可能不一致。例如知情同意书中说明会发生肝损伤的不良

临床试验损害赔偿—参考流程（申办方视角）

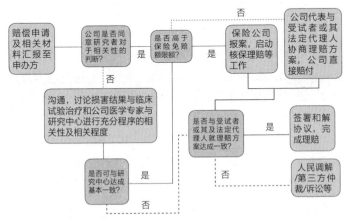

图片由浦东五新保险刘亚卿老师提供

反应，申办方认为，这是已经告知的不良反应，受试者在知情同意的情况下参加的试验，所以不应赔偿，但患者认为由于参加新药试验造成的身体损伤就应该赔偿。此时，如果受试者申请赔偿，申办方可能会以保险流程长等理由推诿，甚至拖到患者出院或去世。

对此，洪明晃教授感触很深，他举例到："曾有一个药物临床试验引起患者眼睛损害，研究者判断与药物相关后与申办方沟通，申办方承诺会向保险公司索赔，后使用拖延战术，最终处理了很长时间。这种情况下，应该要求申办方先行赔偿，再由保险公司赔付申办方的损失，保险公司认为应该是保申办方的损失，我们不接受病人出现了损害由保险公司直接赔偿。"

各方该做哪些努力？

李树婷老师认为，首先是患者的意识要加强。知情同意书中会写清楚药物的不良反应，患者只要认真阅读知情同意书，了解关于药物的全部信息，尤其是新药可能产生的不良反应；也可以通过询问医生了解某不良反应是否由试验药物引起的。如果确定了属于赔偿的范围，就可以去找研究者/伦理委员会或机构管理的相关部门，伦理委员会有责任协助研究者联系申办方进行损伤鉴定，由申办方和保险公司共同协商进行补偿。此外，研究者要加强保护患者的责任感，协助患者与申办方协调；伦理委员会应及时监督，确保受试者的权益得到保护。

洪明晃教授认为，伦理委员会应该负责，伦理委员会运作的最终目的还是保障受试者权益。将来伦理审查的重点应该放在受试者权益保护上。"因此，机构办和伦理委员会不能仅仅是服务，也应有必要的监管。"我们机构办公室的八字方针是"服务、监管、协调、支撑"。

他建议国家成立受试者专项保护组织，设立临床试验救济补偿基金，这点可以借鉴日本经验。1979年，日本就成立了药品不良反应受害救济基金组织，把所有与药物相关的救助都纳入职责范围内，避免患者发生不良事件投诉无门的状况。

我国对于临床试验中出现的不良事件尚没有统一、标准的赔付保障体系，受试者赔付的法律法规尚不完善，针对不良事件发生后的具体操作环节，以及赔偿的流程及额度标准还不明确。这将是下一步监管的重要研究内容之一，需要未雨绸缪，期待新的实施细则出台来进一步明确。

让受试者赔付做到有法可依，笔者认为，还有几点需要补充：其一，要避免产生申办方和研究者合谋的寻租行为。建议由法律权威机构在有争议的时候进行核实和鉴定，建立鉴定专家库，制定不良事件损害分级标准，为双方赔付的认定提供依据。

其二，制定详细的赔付标准，为确定赔偿金额提供依据。

其三，对于临床试验救济补偿基金，可以多渠道去筹集。政府加大投入，设立财政专项资金；申办方作为临床试验的主体，应当从公司运营的预算中拿出足够的资金作为风险投保或补偿准备金。

作为临床试验公益基金组织或其他学术团体，则需要多方呼吁，进一步促进临床研究中受试者权益的保护和落实，为广大患者参与创新药物的临床试验提供一个令人放心的安全环境。

撰文：殷丹妮　毛冬蕾

侯金林：
消除肝炎，造福人类

专家简介

　　侯金林，南方医科大学南方医院肝脏疾病研究所所长，感染内科主任、主任医师、教授，博士生导师。侯金林教授是国务院学科评议组成员，中国肝炎防治基金会副理事

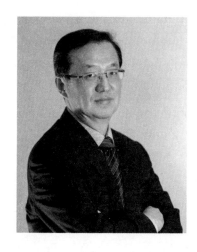

长，国家杰出青年基金获得者（2013），曾任中华医学会感染病分会主任委员（2013~2016）和亚太肝病学会（APASL）主席（2017），国际肝病学会（IASL）执行委员（2019-）。获全国先进工作者、全国优秀科技工作者、国务院政府特殊津贴、新世纪百千万人才工程人选。曾获国家科学科技进步二等奖二项、广东省科技进步一等奖三项等。荣立军队一等功一次，三等功三次。

　　据世界卫生组织（WHO）统计，乙肝这一疾病共影响全球3.25亿人，每年导致140万人死亡。据中国卫生健康统计年鉴显示，从2017年到2019年，我

国每年新报告乙肝患者在100万人以上，2020年略有下降，为90.24万，现有乙肝病毒携带者约7000万人。如此庞大的乙肝感染人数，导致了肝癌在我国成为排名第5的死亡原因（排在前面的是中风、缺血性心脏病、肺癌和慢性阻塞性肺炎），而这其中有80%的肝癌和乙肝有关。我国乙肝的诊断率仅为19%，抗病毒治疗率仅为11%，也就是说大量的乙肝患者未被检出，也没有接受治疗。

乙肝仍是医学研究和药物研发的热点领域。约有95%的幼年期患者和约5%的成人患者在被乙肝病毒感染后可能发展为慢性乙肝，如果没有预防手段，感染母亲有极高概率在分娩期间将乙肝传染给婴儿。

为帮助类似陷入对乙肝防治困惑的妈妈走出阴影并接受治疗，让下一代免于乙肝之苦，2015年由中国肝炎防治基金会联合南方医科大学共同发起，由泰格医药资助的小贝壳母婴阻断零工程项目应运而生。此项工程通过建立妊娠乙肝规范管理的示范基地，借助移动医疗工具小贝壳（以下简称"小贝壳项目"），按照标准流程对乙肝孕妇及其婴儿进行规范的随访管理，以最大限度地减少甚至完全阻断母婴传播，促进乙肝母婴零传播的愿景的早日实现。

为了更好地了解这个项目和目前肝病类药物的临床试验情况，笔者拜访了侯金林教授，他认为，在"互联网+"时代，中国肝炎防治基金会积极探索将最新的移动互联网技术融入肝炎防治公益项目。该研究项目旨在利用移动医疗APP，链接乙肝孕妇、感染科医生、产科医生，通过对患者和新生儿的全程管理来实现乙肝母婴零传播。

侯教授您好，请问我国乙肝孕妇治疗的现状如何？

侯金林　首先，2015年我们项目启动前，我国每年有约100万乙肝表面抗原阳性孕妇分娩，乙肝阻断母婴传播最新研究成果推广力度不足，缺乏相关研究数据。2015年更新的《慢性乙型肝炎防治指南》对妇产科领域影响力小。

另外，即使在出生婴儿中普及使用了乙肝免疫球蛋白及乙肝疫苗，仍有5%左右在围产期发生乙肝传播的可能，妊娠期抗病毒治疗的安全性和有效性仍需更多的研究证实。

其次，地区间阻断乙肝母婴传播的现状差别巨大。我国大中城市和经济发达地区对乙肝孕妇的婴儿预防措施落实情况较好，而农村和经济欠发达地区预防措施落实不到位。

第三，缺乏行业统一的规范，未达成医患共识。

最后，缺乏乙肝随访管理和评价工具。

通过小贝壳APP，可以实现什么功能呢？

侯金林　首先，临床病例数据监控：通过医生

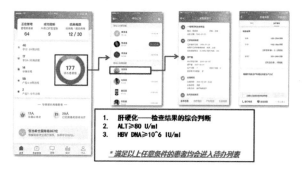

2015年7月参与小贝壳项目的乙肝孕妇只有一百多人，如今数量已超万人。目前使用小贝壳App的患者的母婴乙肝阻断成功率高达99.7%

端APP，随时查看患者的各项报告单、化验单，发现异常第一时间可通知患者采取相关措施，尽最大可能降低母婴传播的风险。其次，高危患者动态提醒，小贝壳会根据患者的病例做出判断，如发现危重或异常情况，会实时推送消息给医生，提醒医生及时干预，做到早发现、早干预、早治疗；第三，患者数据统计分析；第四，智能诊断分析建议：根据患者的病历数据，结合国内外最新乙肝母婴阻断相关权威指南、专家共识，给医生提供可以信赖的诊疗建议。

2015年7月参与小贝壳项目的乙肝孕妇只有一百多人，如今数量已近万人。目前使用小贝壳APP的患者母婴乙肝阻断成功比率高达99.7%。在去年世界肝炎日，WHO乙肝母婴传播指南发布会专门介绍了中国小贝壳乙肝母婴零传播工程经验，发布了由南方医院制作的乙肝母婴阻断宣传视频。

这说明，WHO高度认可我们的工作，而怀揣着对病人的关心和热爱，是我工作的动力。爱是一种信仰，这个信仰一定会给我们带来一个充满希望的没有乙肝的未来。

乙肝治疗最新的前沿药物有哪些？

侯金林　现在，追求乙肝治愈是各大制药公司研发的新目标。因此各国的制药企业正在争相开发多种新机制的直接抗病毒药物或免疫疗法药物（表1），期待能够在更短的治疗周期内获得更高的功能性治愈率。

表1　国内外抗HBV药物研发状况

国内	国外
RNA逆转录酶抑制剂（上市）	
豪森药业：艾米替诺福韦	GSK Lamivudine; BMS: Entecavir, 诺华: Telbivudine
	Gilead: Adefovir dipivoxil, TDF. TAF: ⅠIDong Pharma: Besifovir dipivoxil; Bukwang Pharma: Clevudine
HBV进入抑制剂	
贺普药业：贺普拉肽（Ⅱ期临床试验）	Gilead: Bulevirtide（Ⅱ期临床试验）
华辉安健：HH-003（靶向PreS1抗体，Ⅱ期临床试验）	Vir Biotechnology: VIR-3434（靶向PreS1抗体，Ⅱ期临床试验）

国内	国外
HBV核衣壳抑制剂	
Ⅱ期临床试验：东阳光，Morphothiadin;齐鲁医药，QL-007	Ⅱ期临床试验：罗氏：RO7049389; 强生：JNJ6379; Assembly Biosciences Vebicorvir. ABI-H2158;
Ⅰ期临床试验：科伦药业，KL060332；挚盟医药，ZM-H1505R；广生堂，GST-HG141	Ⅰ期临床试验：Assembly Biosciences, ABI-H3733; Aligos Therapeutics. ALG-000184; Arbutus, AB-836; Enanta Pharma, EDP-514; Venatorx.VNRX-9945
RNA去稳定剂	
广生堂：GST-HG131（Ⅰ期临床试验）	罗氏：RG-7834（放弃）; Arbutus: AB-452（放弃）Enanta Pharma: EDP-721（Ⅰ期临床试验）
HBsAg释放抑制剂	
—	Replicor: REP 2139（Phase2）,REP 2165（Ⅰ期临床试验）; Aligos Therapeutics: ALG-10133（Ⅰ期临床试验）
siRNA/Antisense Oligonucleotide	
苏州瑞博生物：SR016（临床前）	Vir Biotechnology/Alnylam: VIR-2218（Ⅱ期临床试验）; 罗氏/Dicerna: RG6346（Ⅱ期临床试验）; 强生/Arrowhead: JNJ-3989（Ⅱ期临床试验）; Arbutus: AB-729（Ⅱ期临床试验）; GSK/Ionis: GSK-3228836（Ⅱ期临床试验）, GSK-3389404（Ⅱ期临床试验）; AligosTherapeutics: ALG-125755（Ⅰ期临床试验）

国内	国外
免疫刺激疗法	

| 歌礼药业：ASC22（PD-L1抗体，Ⅱ期临床试验）； | Gilead：Selgantolimod（TLR8激动剂，Ⅱ期临床试验），GS-4224（PD-L1抑制剂，Ⅰ期临床试验），Vesatolimod（TLR7激动剂，Ⅱ期临床试验）；罗氏：RG7854（TLR7激动剂，Ⅱ期临床试验）：Immunocore：IMC-I109V（Ⅰ期临床试验） |

| **其他** | |

| 亚盛医药：APG-1387（IAP抑制剂，Ⅱ期临床试验）歌礼药业：ASC42（FXR激动剂，Ⅰ期临床试验） | Enyo Pharma：EYP001（FXR激动剂，Ⅱ期临床试验） |

表格摘自《研发客》

国内外乙肝药临床研究进展如何？

目前在研和已经批准的乙肝抗病毒药物有六大类，包括RNA逆转录酶抑制剂、HBV进入抑制剂、HBV核衣壳抑制剂、RNA去稳定剂、siRNA/Antisense Oligonucleotide和免疫调节剂。为达到乙肝的功能性治愈，业内广为接受的乙肝治疗药物的Ⅲ期临床终点是：在治疗1年之后，至少有30%的患者出现了HBV表面抗原的血浆清除。单药疗法想要达到这个目标有点困难，因此多药联合是必经之路。这些联合用药方法还处于临床探索或筹备阶段，因此配伍方法和有效性还需要临床上的摸索和验证。我国还处于新药创制的模仿和跟随阶段。乙肝药物的研发管线大都也是跟随国外企业的步伐，特别是小分子抗乙肝药物（如核衣壳抑制剂、RNA去稳定剂）的研发紧跟潮流，处于领跑和并跑的阶段。而新锐的小核酸药物，我国还处于起步阶段，这类新技术和靶点尚需要更多的技术积累。

受试者参加抗病毒药物临床试验有什么意义？

侯金林　参加临床研究非常必要，没有临床研究，就没有新药的批准上市。过去社会上有一些错误的宣传。实际上，参加注册临床研究，后期试验药物被批准上市后，将对整个人类的乙肝、丙肝治疗非常重要！对每个个体来说，一方面可以贡献研究数据，为全人类的医学事业做贡献；另一方面，病毒控制或清除后，肝脏的炎症会减轻，减少了肝脏肿瘤的发生。

在肝病药物全球同步开发过程中，我们国家未来能不能引领或牵头一项国际多中心临床试验？

侯金林　全球已经批准了很多治疗丙肝的DAA药物，以后丙肝新药的临床研究会越来越少，但乙肝新药在中国的同步临床研究将会越来越多。对乙肝病毒复制的各个环节、对新靶点的研究现在正在进行，中国也有新的药物正在研发过程中。未来一定能引领或牵头国际多中心临床试验。

对患者进行临床试验科普宣传，还需要做哪些工作？

侯金林　对中国参加临床试验的受试者们，需要专业机构来提供专业、系统的咨询服务，与受试者沟通临床研究的重要性、如何正确认识临床研究带来的风险和受益等信息。只要是药物临床试验，不论是在哪个临床研究阶段，就一定会存在相关或不相关的不良事件，所以还需要在加入临床研究前充分了解风险与受益，做出权衡。

参考文献：
研发客《中国乙肝药赛道，也有 First-in-Classs》，
作者安然

撰文：毛冬蕾

黄文银：
新加坡规范、上道的临床试验

　　地板上一蓝一黄的大脚印，指引您去各个科室和大楼；咖啡厅、面包店、自选药房、儿童活动区和购物商场随处可见；石头凳上刻着著名雕塑大师陈瑞献的作品——I carry your heart to the river of songs，石凳供人们休息；这里并不严肃，不像是打针吃药的地方，洁白的墙壁上用英语写着：我们的病人，我们的专注，我们的人民，我们的骄傲；中国人、马来西亚人、印度人和白种人，说着四种语言在走廊和病房之间走动。

　　这里是新加坡国立大学医院（NUH），该院创立于1985年，是新加坡最大的国立医院之一。该院以为患者提供最先进的医疗和护理服务享誉新加坡。

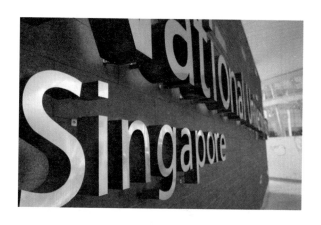

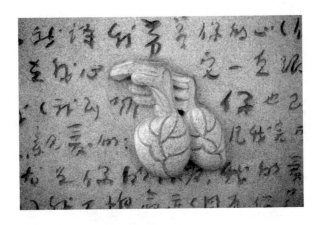

该院的心血管科、消化和肝病科、外科、妇产科、肿瘤科、眼科和儿科在新加坡均有很强的实力。

作为新加坡唯一一家教学医院，国大医院里大多医生均在新加坡国立大学下属的杨潞龄医学院执教。这种行医兼执教的安排，可确保医生们清楚掌握医学技术和科技的最新发展，让他们通过参与研究的方式，把最新的治疗方法从实验室带到医院给病人。

数年前，受该院之邀，我们来到其下属的"旗舰部门"——临床研究部（IMU）。IMU在临床研究方面有着较好的成绩，它当时已经主导了100多项在国立大学医院内部实施的临床研究项目。

IMU副主任黄文银在他的办公室接受了我们的专访。"就临床研究而言，新加坡规范、上道；新加坡的社会发展环境也对此作了重要的影响和贡献。"

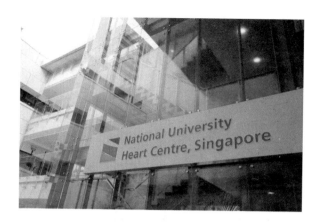

借助优越的地理环境，跨国制药企业在新加坡开展了越来越多的国际多中心试验。请您介绍您的部门在临床研究方面的情况。

黄文银　2010年，国立大学医院主持了28项由主要研究者（PI）发起的临床试验和25项由药厂资助的新药临床试验，大约有4744名患者参与了这些试验。IMU是一个重要的部门，该部门的设立是为了整合国立大学医院的临床研究项目，促进实验性药物和医学研究发明转化成让患者受益的治疗手段。

IMU着眼于开展符合新加坡GCP要求的临床研究工作，专注于早期研究，包括针对新颖药物和诊断工具的概念验证（PoC）试验、Ⅰ期和Ⅱa期临床试验。此外，IMU还组织各种研究，如针对生物标志物和疾病机制的研究，以及生物成像分析。

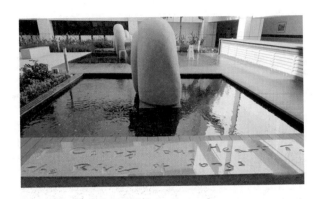

如何鼓励临床医生、基础科学和临床研究人员紧密合作?

黄文银　我们的研究人员针对新加坡和亚洲一些常见疾病展开研究工作，通过早期诊断和延缓疾病的策略，提高预防的有效性。

科研人员专注于自身领域具有国际竞争力和世界领先水平的研究项目。加强与本地和国际的合作关系，研究项目还会与高质量的研究生教育联系在一起。IMU最大限度地利用了多学科研究的协同效应，支持个体研究的创新力。

新加坡在亚太乃至世界临床研究领域扮演着什么样的角色?

黄文银　所有新加坡公立医院都设立了各自专门的临床试验部门，以配合在院内开展高品质的临

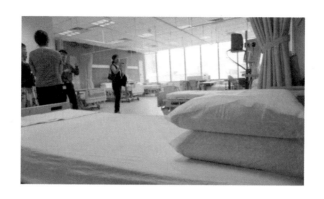

床试验。

我们致力于掌握亚洲人的表型特点，加快生物标志物和药物开发，建立概念验证（PoC）和疗效证据。这一点至关重要，让新的基础研究与患者密切相连。这将使我们具有开发个性化药物的能力，并与西方的研究互为补充，从而有利于亚洲地区，最大限度地发挥学术性医院的潜力。

新加坡人口少，病人资源少，如何应对这一挑战?

黄文银　的确，新加坡人口少，因而在患者资源方面有所限制。我们很容易招募中国人、印度人、马来西亚人、欧亚裔人混血等不同国家的受试者，这有利于某些类型试验的开展。虽然我们不能做大规模的研究，但因国家小，通信网络发达，我们随访病人非常容易。此外，我们的物流、交通十分便利，加上国家对临床试验受试者的教育培训到位，大家都非常懂临床试验是怎么一回事，尤其是癌症病人，他们都有强烈的意愿参与临床试验。

为了增加病患资源，新加坡政府很早就推出了一项医疗计划，吸引邻国的病人到新加坡享受高品质的医疗服务，并鼓励患者参加在新加坡开展的新分子实体药物的临床试验。

对于临床科学家的培养，你们有什么计划？

黄文银 我们聚焦5个疾病领域：癌症、代谢紊乱、感染性疾病、神经科学和眼科疾病。选择这些疾病领域的原因在于它们与新加坡面临的医疗挑战息息相关；新加坡鼓励临床医学科学家与研究人员一起，通过设计和开展临床试验找出疾病原因并改善治疗手段。新加坡还设立临床科学家奖和新加坡转化医学研究奖。

请问您的临床研究经费来源是怎样的？

黄文银 过去4年来，我们获得了一定研究经费，其中包括卓越研究中心在2008年向癌症科学研究所提供的资助，7年内资助的金额达1.72亿美元；从2008年开始的5年内的3项临床转化研究资助，用于对胃癌、代谢医学和眼科疾病的研究，每项资助金额达到2500万美元。

2010财年，我们从新加坡国家医学研究委员会（NMRC）、新加坡生物医学研究理事会（BMRC）等大型机构获得总计6080万美元的资金。

（感谢 Lin Yuchen 对本文采访提供的帮助）

观察<<<深刻而有洞见的政策制定

拥有400多万人口，25%以上是外国公民的"花园之国"新加坡，其完善的医疗体系在亚洲地区仅次于日本。新加坡医疗保健系统通常被认为是全球最先进、最成熟的医疗系统之一。在20世纪下半叶，新加坡主攻电子和化学制造领域。从21世纪开始，随着低成本的经济优势慢慢流失到邻近的发展中国家，新加坡致力于转型成一个知识型经济国家，以实现可持续增长和发展。

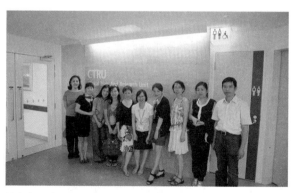

笔者（左4）与国内临床研究专家在樟宜综合医院

生物医学遂成为新加坡的第四支柱产业，与电子、工程和化学制造齐头并进。在短短十年，新加坡在生物医学领域取得了巨大的成就，包括临床研究。该国已成为跨国药企在全球开展临床试验活动的亚太枢纽。

我们在樟宜综合医院的临床试验中心看到，I期病房面积占地835平方米，可容纳20名受试者住宿过夜。黄文银告诉我们，对于患者的广泛教育令临床试验在新加坡的开展变得容易。

为提高临床试验的竞争力，新加坡政府还给予了强有力的激励措施，为跨国制药企业和CRO公司提供便利。新加坡的企业所得税税率是全东南亚最低的地区之一，并持续降低，目前为17%。

丰富的专业人才，理想的商业氛围，健全的药品监管体制，完善的知识产权保护制度，以及作为亚太经合组织GCP协调中心秘书处这一近水楼台的独特优势，都使新加坡成为当时亚太开展临床试验的理想场所。

本文最初在《医药经济报》刊登

撰文、摄影：毛冬蕾

李进：
参加临床试验是当"小白鼠"吗

专家简介

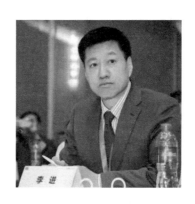

李进教授，上海东方医院肿瘤医学部主任，亚洲肿瘤联盟（FACO）主席，中国临床肿瘤学会（CSCO）前任理事长，上海市抗癌协会胃肠肿瘤专业委员会副主任委员，CSCO药物安全专家委员会主任委员，CSCO基金会秘书长，东方临床肿瘤研究中心理事长，中国药促会抗肿瘤药物临床研究专委会主任委员，中国医师协会结直肠癌专业委员会副主任委员，中国医学继续教育学会腹部肿瘤委员会副主任委员。主要研究领域为恶性肿瘤（胃肠肿瘤）的内科治疗，特别擅长分子靶向与免疫治疗。

　　病来如山倒，特别是癌症的发生。在与肿瘤的斗争中，医生、患者和家属都是同一个"战壕"里的"战友"。想要获胜，要合理选用已有标准治疗方案进行"战斗"。当标准治疗方案无法战胜病魔时，参加新药临床试验不失为一个可以抓住的机遇。但有人说，参加临床试验就像是给医生当做试验的"小白鼠"；也有人说，参加新药临床试验一定能治愈疾病。实际情况如何，我们一起听一听李进教授是怎么说的吧!

参与临床试验利在千秋

李教授，您好! 随着我国抗肿瘤药临床试验开展逐渐增多，对参加试验受试者的需求也在增加，患者、受试者迫切需要了解临床试验。那么，什么是新药临床试验?

李进 根据2020年国家药品监督管理局发布的《药物临床试验质量管理规范》，临床试验是指以人体（患者或健康受试者）为对象开展的药物的系统性研究，目的是发现或证实某种试验药物的临床医学、药理学及其他药效学作用、不良反应，或试验药物的吸收、分布、代谢及排泄，以确定药物的疗效与安全性的系统性试验。临床试验一般分为Ⅰ、Ⅱ、Ⅲ、Ⅳ期这几个阶段和EAP临床试验。

Ⅰ期：初步的临床药理学及人体安全性评价试验。

Ⅱ期：初步评价药物对目标适应证患者的治疗作用和安全性。

Ⅲ期：进一步验证药物对目标适应证患者的治疗作用和安全性。

Ⅳ期：新药上市后由申请人自主开展的临床试验，以评价上市后新药的不良反应和获益。

EAP临床试验：制药企业为了让患有严重疾病且不适合参加对照试验的患者，在特定条件下，能够获得正处于临床试验阶段的试验新药的治疗，而开展的一类临床试验。

临床试验如果能够成功，不但能拯救病人，某种意义上来说，也是拯救我们自己，拯救自己的亲友，拯救子孙后代。

例如氟尿嘧啶注射液，从第一次在国际注册专利并上市之日算起，已有近60年，直到现在，还用于治疗胃癌、肠癌、乳腺癌。站在那个时代来看，该药挽救了后代人。所以，参与临床试验不是做小白鼠，而是造福子孙后代的大好事。

请问不同阶段临床试验对受试者要求有什么不同？

李进　是的，不同阶段的临床试验，对受试者的标准要求有不同。那些从来没有开展过人体试验的创新药，需要的受试者往往是经过标准治疗失败后的患者。

因为，如果标准治疗没有失败，就意味着患者可通过肿瘤规范化诊疗指南获得系统、有效地治疗，这时如果让患者暴露在一个疗效未知的药物当中，冒的风险太大，从医学伦理学的角度来说是不允许的。通常这类药物的临床试验，需要患者在标准治疗失败后的才能参加。有些药物在Ⅰ期、Ⅱ期临床试验中已证明有效，这时医学界能将它推到一线或二线，即与现在的标准治疗联合。如果进一步提高现有标准治疗的疗效而开展临床试验时，受试者可选择那些正在进行标准治疗的患者，让他们参加临床试验，这时就有试验组和对照组（安慰剂组）的区别。

在这样的临床试验中，所有受试者在接受标准治疗的基础上，一半或2/3的患者在标准治疗基础上加新药，另一半或者另外1/3的患者加安慰剂，安慰剂对人体不会造成伤害，就相当于安慰剂组的患者只接受了标准治疗。在这种情况下，用临床试验来比较使用新药以后，对患者的标准治疗有没有效果，能不能在原有基础上再进一步提高疗效，在提高疗效的同时，药物毒性是变大、不变或者减弱。所以，这时挑选的受试者，就不能是标准治疗失败后的患者了。有一些患者误解安慰剂组的疗效差，实际上如果不是完全的安慰剂，一般对照组都是标准治疗加安慰剂，不会影响治疗的疗效的。

您认为，参加新药临床试验有哪些风险和获益呢？

李进　有些患者和家属觉得，参与临床试验就是给医生当小白鼠，任人宰割，这个观点绝对是错误的。站在医生和临床研究者的角度上来看，临床试验是医学发展的必经之路，任何一种药物都要通

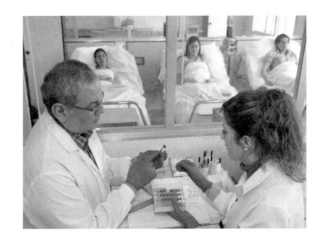

过临床试验得出结果，才能应用到临床上。

　　我国古代神话传说中，神农氏尝百草，一日遇七十二毒，尝试草药的过程就是临床试验的雏形。中药上千年的发展历史中，几十代的医生和患者慢慢试出来的有效药方被称作验方，即试验得出来方剂。实际上用临床经验来治病救人，也是一种临床试验的形式。只不过这种靠经验积累的方式速度太慢，效率低，而且准确度比较差。

　　和现代随机对照的临床试验不同，过去只能一个病人、一个病人的去试用试验药物是否有效，因为过去没有科学方法一次性让成百上千的患者同时入组，并用同一个标准来衡量某个药物对某个特定患者群体的有效性。

　　我们今天所说的新药临床试验，是几十家甚至达上百家的临床研究中心中一大批医生（研究者）和受试者同时进行的临床试验。如此一来，在较短的时间里，可以把临床上积累的经验用科学的、统一标准的试验方法来积累和运用起来，过程更高效、更科学，得出的结论更能经得起历史的推敲。

说到风险，也有观点认为，参加临床试验就一定能治愈肿瘤，这种观念要不得，因为临床试验的药物虽然经过临床前的动物实验中已经证明了有效性，但动物有效并不代表在人体一定有效，毕竟有它的不确定性。

药物还在临床试验期间，医学界并不知道它的疗效到底有多好，只是在临床前研究过程当中，从细胞学、体外实验和动物实验，或从Ⅰ期临床试验、Ⅱ期临床试验中发现，部分患者用药后或许会得到较好的疗效，那么，现在就要去验证哪些患者真的会有效，哪些患者真的无效。

所以，并不能认为，只要参加了新药临床试验就一定能痊愈。但临床试验给予患者一个机会，在标准治疗失败后，如果能参加临床试验，经过研究医生推荐，患者可以考虑参加临床试验。

现在标准的临床试验，对药物不良反应或严重不良反应，国家都有相应的政策来控制，但不排除有可能会带来不良反应等问题，研究者会通过各种措施避免它的发生，或者如果发生了，研究者也能做相应的处理，减轻患者受到的伤害。

专家访谈

眼下，我国的创新药研发百花齐放，我们为什么需要创新药？临床试验如何助力中国创新抗癌药的诞生？

李进　中国药物临床试验越来越多，是因为过去我们在临床上使用的抗癌药大都是仿制药，是欧美国家的患者参加临床试验后药物上市，取得成功，然后中国再引进，去学习，是仿制别人的药物。中国不能永远跟着后面模仿，必须做自己的创新。这时就必须有中国自己的创新抗肿瘤药物。

想要成功做到抗肿瘤药物的产品创新，必须开展临床试验。只有临床试验成功，才能创新成功，才能证明药物的有效性、安全性，才能获批上市，帮助到广大患者。

所以中国临床试验会越来越多，将来患者参加临床试验的机会也越来越多。希望患者、医生能有更多的沟通，了解临床试验的真相，大家能有机会更多参与到新药创制的过程，为我们的新药研发和社会多做贡献。

您认为，未来肿瘤标准治疗的发展趋势是什么，患者怎样才能得到最小的伤害？

李进　临床上有一线治疗和二线治疗。化疗药虽然现在仍是肿瘤治疗的主流，不过有的免疫治疗药物甚至比化疗药效果还好，或跟化疗药有同样治疗效果，但不良反应没有化疗药物的高，这类治疗英文叫"chemo free"，就是没有化疗药物的标准治疗。

靠向治疗、免疫治疗能让患者不再承受因化疗带来的恶心、呕吐、掉头发、牙齿松动、失眠等不良反应，无需忍受严重的痛苦也能得到生存时间的延长。广大肿瘤患者有一天可能再也不需要化疗，相信这一天的到来不会需要太长时间。

为了让这一天早日到来，希望大家共同努力，符合受试者要求的患者朋友多参加临床试验，跟医学界的同志们共同携手，让这个世界变得更加美好！

本文转载自三七二十医公众微信号，并获受访者授权转载

李海燕:
心血管疾病药物临床试验新赛道

专家简历

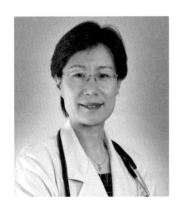

李海燕教授是心血管内科主任医师，现为北京大学第三医院药物临床试验机构主任。她对高血压、冠心病、高脂血症及心力衰竭等心血管内科疾病的诊断和治疗积累了丰富的临床经验。2018年被国家药品监督管理局聘为心血管系统及肾病临床专家咨询委员会委员，参加国家药品监督管理局 ICH E6、E8、E14 和E17工作组。从事新药临床研究20余年，作为主要研究者完成 I 期新药研究50余项，重点关注创新药早期临床研究及心脏安全性评估。作为主要研究者及主要参与者完成心血管药物临床试验 II ~ IV期30余项。

当下，我国抗肿瘤新药研发活跃，药物靶点种类繁多新颖，经过一段时期的发展，如今却到了重复开发的境地，国产肿瘤药研发扎堆将导致大批同类产品进入临床，并不完全利于患者的临床需求。

与此同时，人类还有大量未被满足的疾病和治疗需求。其中，心脑血管疾病是一种严重威胁人类，特别是50岁以上中老年人健康的常见病。日前，北京大学第三医院药物临床试验机构主任李海燕教授在第13届药物信息协会（DIA）中国年会上接受专访，梳理了我国心血管疾病新药临床试验的基本状况，指出未来心血管疾病药物或许是一个新的研究赛道。同时，她还科普了受试者参与临床试验时需要注意的问题。

李海燕教授说，心脏血管和脑血管疾病具有高患病率、高致残率和高死亡率的特点。本病种类繁多，病因复杂。根据《中国心血管健康与疾病报告2019》，我国心血管病患病人数有3.30亿，其中高血压患病人数达2.45亿人，有50%以上的脑血管意外幸存者生活不能完全自理，而中国心血管病患病率处于持续上升阶段。据统计，2017年，中国农村居民和城市居民主要疾病死因构成比例中，心血管疾病占比最大，城市居民占比达43.56%，高于肿瘤占比的26.11%。

2017年中国农村居民（A）和城市居民（B）主要疾病死因构成比（%）

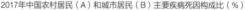

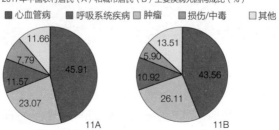

■ 心血管病　■ 呼吸系统疾病　▨ 肿瘤　▨ 损伤/中毒　□ 其他

《中国心血管健康与疾病报告2019》发布|CHC2020

图片来源：李海燕教授在第13届DIA中国年会上的PPT

心脑血管药物种类繁多

心血管系统药物主要作用于心脏和血管系统，心血管系统药物按照疾病主要分为调血脂药、抗心绞痛药、抗高血压药、抗心律失常药和治疗心力衰竭药等。

目前，国产化学药的适应证主要集中在抗肿瘤、消化系统和抗感染药物领域，心血管新药开发相对较少。根据药渡的数据，近十年全球批准上市的心血管药物数量每年约为50个，2020年为的62个。李海燕教授认为，当下行业对心血管疾病的发病风险关注不够，药物研发也相对不足。

就临床试验而言，我国心血管疾病领域创新药早期临床试验数量少。根据ClinicalTrials网站显示，心血管新药临床试验全球Ⅰ期数量为3526项，中国为193项，占全球5.47%。

根据国家药品监督管理局药品审评中心（CDE）公示，登记的心血管药物临床试验共计126个，入组总数达9820人。其中，国际多中心试验数占比达4%。以临床试验的目的来分类，最多的是仿制药，当中，硝苯地平共有8项临床试验登记，位列第一。

CDE登记的排在前十位开展临床试验的品种包括厄贝沙坦＋氢氯噻嗪、奥美沙坦酯、阿司匹林、替格瑞洛、马来酸依那普利、盐酸特拉唑嗪、缬沙坦、利伐沙班、苯磺酸氨氯地平＋缬沙坦、硝苯地平。

在研的心血管药物

据李海燕教授介绍，新型口服抗凝药凝血因子Xa因子抑制剂（如利伐沙班、阿哌沙班、依度沙班）和凝血酶抑制剂达比加群已批准上市，国内利伐沙班和达比加群已广泛用于临床。全球抗凝药的开发主要集中在凝血因子XIa抑制剂，国内在研抗凝药靶点聚焦在凝血因子Xa和XIa抑制剂上，大多处于Ⅰ~Ⅱ期临床研究阶段，如何做到差异化研发，值得新药研发厂家关注。

从全球来看，在研的降脂药主要集中在PCSK9靶点上。美国FDA已批准上市了2个新药，分别为安进公司的依洛尤单抗和赛诺菲的阿利西尤单抗注射液，它们用于成人原发性高胆固醇血症（包括杂合子型家族性高胆固醇血症）和混合型血脂异常患者。此外，还批准了用于降低动脉粥样硬化性心血管疾病患者的心血管事件风险治疗的新适应证，而这2个药也已在中国上市。

目前国内在研的PCSK9抑制剂研发公司包括信达生物、江苏恒瑞、康融东方、上海君实、深圳信立泰、天士力集团等，品种处于Ⅰ~Ⅲ期临床试验研究阶段不等。李海燕教授说："国内研发需要以中国患者的临床需求为导向，应关注研发的差异化。"

心血管药临床试验的获益与风险

心血管疾病药物临床试验除了与其他药物的临

床试验一样，要遵循基本原则和方法外，还要考虑该疾病药物临床试验的特点。

"心血管药物种类繁多，患者参加心血管药物临床试验的获益和风险也有自身的特点。"李海燕教授说。

首先，从患者参加临床试验的获益来看，由于原发性心血管疾病同时合并较多疾病，例如，就高血压而言，如得不到有效控制，很可能引发心脏病、动脉硬化、脑血管卒中等并发症。所以，受试者在参加临床试验的同时，除了能获得高血压治疗，由其引起的心脏病、肾病、脑病也会得到相应的治疗和照护。

谈到临床试验风险，现有的PCSK9抑制剂似乎耐受性良好。分析临床试验的汇总数据发现，PCSK9抑制剂的总体不良事件发生率均与安慰剂相近。最常报告的不良反应之一是局部注射部位反应，通常轻微，如红斑、疼痛或瘀斑，PCSK9抑制剂可引起超敏反应，如皮疹、瘙痒和荨麻疹等。

在药物相互作用方面，由于大部分心血管患者需要多种药物联合应用，从而导致药物发生相互作用的概率增加，其中以代谢相互作用发生率最高。作为研究医生，要密切留意药物相互作用给患者带来的安全性隐患。

此外，除了关注药物的疗效和对靶向器官的安全性以外，还要关注其他因素引起的风险。因为部分心血管疾病药物可能具有心血管系统之外的作用，可能会导致心脏的传导系统、肝脏及肌肉等系统的副作用。

研究中还应该重点考虑相关因素，包括饮食。心血管疾病药物通常为口服制剂，进食种类及结构可能影响药物的吸收速度和药物代谢酶的合成，从而影响药物代谢。

基于模型的临床试验设计

抗心血管药物的临床试验设计有难度。李教授说，抗凝血药临床研究方案就是一把双刃剑。如果给药剂量高了，会容易引起受试者出血，如果给药剂量低，就没有疗效，其治疗窗相对较窄。此外，心血管药物多以临床结局为终点，患者样本量大、时间长、花费高，特别在后期，要观察临床结局。

在Ⅰ期概念性验证临床试验中，一些药物可以使用替代终点，没有明确替代终点时可以考虑选择和临床结局相关的生物标志物。心血管药物临床试验在Ⅲ期的失败率依然很高，接近50%。

为了提高临床试验的成功率，并给患者带来切实的临床效果，通过新技术、新理念，运用模型引导的药物研发（Model-Informed Drug Development，MIDD），在早期研究阶段，快速找到合适的给药方案，为确认性研究提供依据，提升总体研发效率。

李海燕教授说，MIDD通过采用建模与模拟技术对生理学、药理学以及疾病过程等信息进行整合和定量研究，从而指导新药研发和决策。这种技术既能支持企业内部研发决策，优化早期临床中研究设计，在晚期临床中发挥评估获益—风险比，还可以支持监管决策。李海燕及其团队已经将这个技术运用于创新药早期临床试验，提高了研发效率。

研究者和受试者合作共赢

由于受试者参加心血管临床试验时间长，有时长达几年，研究者要让受试者充分了解临床试验目的，理解知情同意，才能让他们参与和配合。受试者良好的依从性是研究者最为看重的。她深情地说，临床试验是研究者和受试者充分信任、密切配合的过程。在这一过程中，有不少受试者成为研究者和从业人员的好朋友，相处中都有难忘美好的回忆。

随着国民经济发展，人民生活水平的提高，心血管疾病患病率和死亡率居首位，高于肿瘤及其他疾病。如何通过有效的干预手段降低心血管疾病发病率与死亡率，已经成为一个迫切需要解决的重大公共卫生问题。

"为了成功减轻心血管疾病造成的家庭和社会负担，需要多方多年的共同努力。"李海燕教授最后说。

参考文献：
《中国心血管药物临床开发透视》白皮书

撰文：毛冬蕾

梁茂植:
参加临床试验要注意什么

专家简介

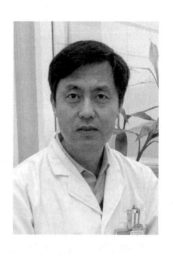

　　梁茂植，原四川大学华西医院国家药物临床试验机构副主任/GCP中心主任。主要从事临床药理学、体内药物分析、药代动力学和新药Ⅰ期临床研究。四川大学华西医院国家中药安全性评价中心客座研究员，国家药品监督管理局和四川省药品监督管理局新药评审专家库成员。

　　"临床研究促进公益基金"自成立以来，得到众多行业老师的关注和支持。笔者也曾来到四川大学华西医院国家药物临床试验机构/临床药理研究所，拜访了原该机构副主任/GCP中心主任梁茂植老师。

　　华西医院国家药物临床试验机构的前身是1983年卫生部首批通过的14个部属国家药物研究机构之一。梁茂植告诉笔者，现在，从创立之初的临床药理研究室到临床药理研究所再到今天的国家药物临床试验机构，在历届机构领导和同事们的辛勤努力下，经过30多年的建设与发展，机构各临床专业已完成和正在进行的各类化学药和生物制品药物临床试验快速增长，根据驳时临床试验信息统计，华西药物临床试验机构完成试验项目的数量达到1767项，下设机构办公室，Ⅰ期临床试验病房，质量管理室和生物统计室等。

"人有生老病死，参加临床试验就像器官捐赠那样伟大，让人生留下更多意义。应该让公众知道，参与临床试验从源头来说是一种科学奉献。"访谈中，梁主任说起了一位受试者的故事，她明知对自己的病情没有获益仍然坚持完成试验，她的事迹让从业多年的他受到深深地触动，久久不能忘怀。

梁教授您好！多年来受试者在华西医院开展临床试验，他们是不是越来越了解临床试验了？

梁教授 你好。受试者分为健康人群受试者和患者人群受试者，在临床试验不同阶段参与的人群各不相同，他们都是志愿者。在我看来，某种意义上讲这是一个崇高的、具有奉献精神的群体，只是还不为广大老百姓所知。

先说说健康受试者吧。新药注册临床试验有三个阶段，分为Ⅰ期、Ⅱ期、Ⅲ期临床试验。分期是为了让药厂研发人员更好地设计和把控药物开发的全过程。但现在国际上已经开始摸索和倡导"无缝试验"。除了肿瘤治疗药物等，所有 I 期受试者都是健康人群，因为在这一阶段主要测试和评估药物的安全性。

几十年来，有多少受试者来华西医院开展 I 期临床试验我已记不清了，但这仍然有记录可查。其中不少 I 期临床试验受试者都是大学生。他们有医药学教育背景，参加临床试验的目的也比较明确：希望参与临床科研的具体实践，了解药物早期临床试验流程、规范的临床科研和循证对照研究，以及 GCP 的概念，以期对自身未来职业发展和科研方向有所帮助。

也有不少受试者抱着为科学研究奉献的想法而来，还有一些家庭环境比较贫困的学生，他们会看重参加研究获得的经济补偿，参加临床试验可对减轻家庭的经济负担有一些帮助。同时，参加临床试验也逐步成为社会上少数人的一份"职业工作"。这些职业受试者的利益动机更多，这种状况在北京、上海等大城市多一些，西南地区相对好一些。但无论受试者以什么动机，什么目的而来，我们对他们客观上所表现出来的科学奉献精神都应该肯定。

有小部分媒体将受试者比作"小白鼠"，事实上，我们的受试者对临床试验的认知程度已经很高，特别是有医药学背景的人，他们对药物的作用机制、对器官的伤害等风险都有所了解，他们不会认为自己是"小白鼠"。这是健康受试者来到华西医院参加临床试验的基本情况。

梁茂植　患者的情况和以往相比没有太大变化，治愈疾病的需求是参加临床试验的第一动因。在现有一线、二线治疗，甚至三线治疗都无效的情况下，患者非常希望参加创新疗法或药物临床试验，期望临床研究对他们所患疾病有治疗效果，当然也关注获益，比如免费药物和检查。这时，临床研究人员就非常有必要把所存在的风险给患者受试者讲清楚。

参加临床试验时最需要关注的重点是什么？

梁茂植　每一种新药的临床研究各不相同。假如你决定要参加一项临床试验，你和你的家人就要慎重对待。最好坐下来详细讨论，把它当作一件非常重要的事情。

对于患者和患者家庭来说，首先，知情同意书应该是他们最需要关注的。要认真学习和消化知情同意书的内容。现在的知情同意书比以前已经有很大的规范和完善，但这不意味着患者只需要被动地接收信息，而是要积极主动去问、去了解。如果有不明白的地方，一定要详细询问从业人员。

比如药物作用机制，参加试验到底有多大风险等问题，从心态上不要担心自己不是专业人士而不敢问。我认识一些受试者，他们虽然年纪很大，儿女都在国外，但他们常常上网了解各种信息，对一些不懂的东西和新知识都充满好奇心，想要学习，这样的理念非常好。

一定要花点时间去了解即将在自己或家属亲友身上发生的事情——科学试验，要有清晰明确的判断。

第二要关注安全方面的知识。参加临床试验就会有风险，虽然研究人员会强调这一点，但一个人对风险的承受能力只有自己最清楚，当研究无效或失败，问问自己能不能接受。

第三要关注权益和责任。试验过程中自身应遵循的规矩有哪些，承担的责任有哪些，即契约精神。

受试者和研究人员充分沟通并达成共识是一项临床试验成功开始的第一步。那么，对于从业者，在和患者沟通的过程中又需要注意什么？

梁茂植　要鼓励，要肯定受试者参与临床试验，但又要理性告知。作为从业人员，最忌讳的就是对受试者说"你参加了试验，就要规规矩矩听我们的，按我们的要求来做"。这不是具有医者仁爱之心的体现，而是要从参加临床试验被赋予的使命和意义高度去尝试跟受试者说，一个个体的试验数据也非常重要，如果不按照试验方案来严格执行，你的数据可能会有偏差，他的数据也有偏差，所有受试者的数据有可能叠加这种偏差，从而影响试验新药的上市，导致一个好药"夭折"。另一方面，如果这种偏差导致劣药上市，将来上市应用后将影响更大的用药人群。

所以，既要从人文关怀角度，也要从科学高度上让受试者意识到依从试验方案的重要性。不管受试者听不听得懂，是否明白，是否接受，我们都要长期坚持这样做。要提升中国受试者理解临床试验的境界，让他们有荣誉感和获得感。如果不这样，长此以往，大家都只是冲着获益来，当发生试验结果未达到预期的情况时，双方都会不愉快，医患关系也会更加紧张。

研究者和社会公众应该高度肯定受试者的科学奉献精神。我们华西曾经有一位肿瘤晚期病人参加临床试验，由于疾病进展，即便药物效果不好，她知道为了科学研究和将来的患者可能获益，也愿意贡献自己的数据。记得她在抽血的时候，趴在台子上来休息，让我印象很深。她就像人到了生命尽头，也愿意最后捐赠自己的器官那样伟大。因为签了知情同意书，就要履行自己的职责。最后确因效果不好，试验结束后回到老家，一周以后她就去世了。他们家里人的心态一直到最后都很平静。真是很了不起的一位受试者，这是我这么多年来最感动的一个例子！老太太知道，虽然自己继续完成这个试验对她的治疗没有什么帮助，但她也要严格按照试验方案坚持完成这个试验。生老病死不可抗拒，但人文精神如果高到一定境界，还是能使自己的人生有更多有价值的东西留给后人。

最后，对于科普工作，您有什么建议？

梁茂植 患者科普不能带有商业气息。对受试者科普临床试验，首先要尊重他们，其次要全方位告知他们必要的信息，尤其是风险。同时要对媒体多客观科学地说说临床试验知识，力争少一些负面的非理性报道。

要从人文和科学的层面鼓励受试者参与临床试验。可以设想，如果我们的创新药没有他们参与和奉献数据，怎么可能问世？没有少数人的贡献和风险担当，就不能解决更多人的痛苦。临床试验实质上是研究者和受试者的携手合作。希望基金会多发掘一些患者和从业者的实际案例和故事，用事实说话。

撰文：毛冬蕾

倪韶青：
如何激发儿科药的研发热情

专家简介

倪韶青，主任药师、博士，浙江大学医学院附属儿童医院药物临床试验机构办公室主任。中华医学会儿科学分会伦理委员会副主任委员、中国医药新闻信息协会儿童安全用药分会委员、国家药品监督

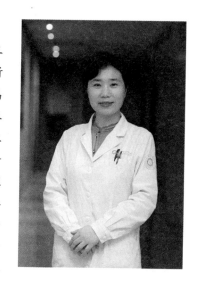

管理局现场检查专家、临床研究促进公益基金会理事。协助本院医学伦理委员会通过世界卫生组织（WHO）亚太"伦理发展审查能力战略行动"（SiDCER）认证。曾作为访问学者在美国费城儿童医院、美国慈善儿童医院和罗马琳达大学医学中心学习交流。

2019年12月1日，全国人大常委会新修订的《中华人民共和国药品管理法》实施，鼓励儿科药创新研发：2020年8月27日，药品审评中心发布《真实世界研究支持儿童药物研发与审评的技术指

导原则（试行）》。一系列政策的出台，足见我国药监机构对儿科药研发的重视，儿科药物研发再次引起热烈讨论。

《2016年度药品审评报告》中，首次出现我国儿科药年度审评情况，儿科药上市审批数量自2016年逐年增长。据悉，2020年国家药监局共批准儿科专用药和增加儿科应用的药共26个，同比增加36.8%。不过，我国儿科药研发和生产还处于起步阶段，不但数量上难以满足儿童用药，在研品种也较难以适应儿科药的特殊需求。

面对儿科用药市场的空白，国内企业纷纷进入此领域。不过，由于儿科人群的特殊性，儿科药物研发存在很多困难。

我们邀请了浙江大学附属儿童医院药物临床试验机构办公室主任倪韶青老师，从法规谈起，介绍了儿科药研发面临的现状和应对措施。

倪主任您好！新修订《药品管理法》鼓励儿童用药品的研制和创新，您认为，国家为何如此重视儿童药研发的问题？

倪韶青　我国儿童专用药药品品种少、剂量规格少、剂型少，90%以上的药品没有儿童规格。我院之前的统计结果显示，儿童专用规格在10多年内几乎没有增长。

因为没有儿童专用规格，很多药品需要用剪刀或手掰，把成人用药片或胶囊分成1/2、1/4、1/8、1/16甚至更小，很难做到剂量精确，而且卫生质量不能保证。给儿童安全用药带来了很多不确定性的风险。近年来，临床研究上近60%的药品没有儿童用药剂量指导，药品缺少儿童临床试验数据，儿童给药剂量多依据成人剂量，再通过体重、体表面积或年龄进行换算等方法来确定。

儿童是国家的未来，新修订《药品管理法》鼓励儿童用药品的研制和创新，支持开发符合儿童生理特征的儿童用药品新品种、剂型和规格，对儿童用药品予以优先审评审批的政策出台，充分显示了党中央、国务院对儿童健康的高度重视。

近年来，儿童用药问题是党和国家高度重视的民生问题。对于从事儿科药学30年的药师，我们真是深感欣慰。感谢国家对儿童用药问题的关心，感谢社会各界人士对于儿童药的关心，这是政府和社会各界人士共同努力的结果。

真为国家大力支持儿童药研发和上市感到高兴！您能不能大致为我们分析一下目前儿科用药的情况？哪些紧缺？哪些急需？

倪韶青　国家卫生健康委曾公布《第三批鼓励研发申报儿童药品清单》，已有3批鼓励研发申报

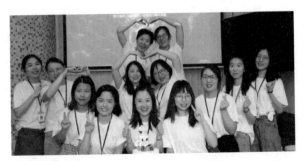

浙大儿童医院目前是国家儿童健康与疾病临床医学研究中心。图为该院临床研究机构倪主任（第三排左一）和CRC们合影

儿童药品清单公布，累计品种达105种。儿童最常用的三大药品包括呼吸系统用药、消化系统用药、抗感染用药。中国儿童的疾病谱发生了变化，新病、奇病、富贵病、罕见病不断出现，疾病谱越来越宽，先天畸形日益增多。

治疗精神疾病、免疫疾病、低龄肿瘤、血管瘤等适用群体相对偏小药物的品种非常稀缺。市场上有些常用的抗肿瘤药如阿糖胞苷、长春新碱、甲氨蝶呤等依然非常紧缺。据了解，国家虽然公布了鼓励研发申报儿童药品清单，但是响应的企业却很少。企业还是没有动力去研发儿童药。

之前，我曾经向多家药企介绍儿童药的政策，但是，明显感觉到企业并不热衷，有的表现出兴趣，但是没有动静，企业在评估开启一项药物研发时需要考虑的问题会很多，加上药企受国家"4+7"带量采购等政策的影响，在新剂型、新规格药品研发的投入上更加审慎。

新修订《药品管理法》和鼓励药品清单的出台，对鼓励儿童药创新研发，儿童药临床合理用药指导而言，会有哪些利好的影响？

倪韶青　新修订《药品管理法》和《清单》的发布，对企业而言，将有助于企业加快儿童药的研发速度，合理调整生产布局，避免研发盲目性；对医疗机构和医务人员而言，将有望进一步提升儿童合理用药水平，改进医疗服务质量；对患儿和家长而言，增加适宜剂型和适宜规格能够使儿童服用药品相对更加容易，提升不同年龄阶段的儿童用药依从性或顺应性，大大减少用药风险，促进儿童用药安全。还需要国家出台更加具体的配套规章和政策，需要国家出台相应的技术指导原则，让更多企业看到研发儿童药的市场价值，才能真正鼓励和促进儿童用药的研制和创新。

虽然国家的政策大力鼓励儿童药研发，但我们都知道，儿童用药研发评价难、风险高，其原因是什么？

倪韶青　不同年龄段的儿童生理心理状态截然不同，由于他们各器官发育不成熟，药物吸收、分布、代谢和排泄水平等与成人存在很大差别，容易发生不良事件和严重不良事件。对有效性和安全性试验，需要考虑的因素较为复杂，要从儿童生长发育变化特点、目标适应证易感人群、受试药物药理作用特点、用药安全性等方面综合分析，这给临床试验增加了评价困难和较高的评价风险。

您认为，我们从业人员应该如何加大与患儿及患儿家庭的互动，促使他们积极参与临床试验？

倪韶青 首先要保障开展的药物临床试验是科学的、伦理的，需要有更多高素质的儿科临床研究人员来参与，需要媒体科学客观地宣传儿科临床试验，让更多的家长和儿童认识到儿童临床试验的重要性和必要性，而如果不开展儿童临床试验就将药物给儿童患者使用其实是对儿童人群的最大伤害。

需要把家长和儿童作为临床试验的合作伙伴，让他们充分参与，甚至参与临床试验的方案设计，尝试成立儿科临床试验家长和儿童咨询委员会，关

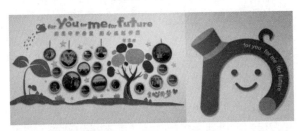

杭州浙江大学附属儿童医院药物临床试验机构在儿科药临床试验领域有丰富经验，该机构秉承"用爱守护希望，用心成就梦想"的理念开展儿科药临床研究

注家长和儿童真正关注的问题，解决他们的担忧，才能有效促进儿科临床试验的发展。社会对于儿童临床试验的接受程度正在增加。有家长开始主动找合适的临床试验，询问临床试验项目的开展，并且希望我们公开临床试验信息，让他们有更多的机会来参与，这在以前是没有遇到过的。

儿科临床试验开展困难，采用新技术和建立新方法，减少不必要的儿科人群药物临床试验，有利于儿科人群的痛苦最小化，数据外推就是这样一项新技术。通过数据外推可最大程度利用已有数据，尽可能减少儿科人群药物临床试验受试者数量，完善和丰富儿科人群用药信息，指导临床用药，是提高保证患儿用药安全有效的最有效途径之一。

参加儿科药临床试验应该由谁来决定呢？

倪韶青 儿童对临床试验的认知和自主决定是否参加非常重要。新的《药物临床试验质量管理规范》，更强调了儿童本人意见的重要性。此外，根据《民法典》中的规定，8岁以上的未成年人参加临床试验，除了监护人知情同意外，还需本人知情同意。儿童对于科学的认知和决定也可以影响家长。如今，在我们医院，儿科药临床试验的项目越来越多，有很多家长主动打听如何参加临床试验。这说明我们社会在临床研究的宣传上起了成效，公众的科学意识也得到了加强，这让人感到很鼓舞。

2020年的新冠肺炎疫情，也让更多公众认识到科学研究是战胜疫情的法宝。

最后，您认为，推动儿童用药临床试验，还有哪些应对措施？

倪韶青　推动儿科临床试验的发展，离不开政府、企业和研究人员的支持与鼓励。首先要解决利益和风险问题，企业没有看到足够的市场空间自然没有承担风险的动力。其原因主要是：由于受制于儿童自身的生理特点，使得儿科药的开发周期较长，利润相对较低，企业不肯做不赚钱、少赚钱的买卖。建议从政府层面出发，尽快实施鼓励企业开展儿科临床试验，并增加适应证的相关举措：如儿科药物专利保护独占期延长政策、税收优惠政策、定价政策等。

加强儿科药物临床试验的宣传和教育，让更多公众正确理解儿科临床试验的必要性和重要性，明白开展儿科临床试验是对儿童安全用药和供应的保障，获得受试儿童和家长的理解与配合。

加强各级研究者的研究能力培训，并加快实施临床试验工作人员在职务、职称晋升方面的鼓励政策，将临床试验项目类同财政科研项目纳入科研绩效评估，改善研究者积极性不高的现状。

中国已经成立了"儿科人群药物临床试验协作网"，建议成立儿科医学、药理、伦理和统计学专家团队，并加强国际合作，不断提升方案设计和临床试验实施水平，给予儿科药物研发企业更多的支持。

我们的邻国日本，很多儿科药品是为儿童"量身定制"，同一款产品针对不同年龄的婴幼儿会有更细化分类。日本儿科药包装上都印满了小朋友们喜欢的卡通形象，值得我们借鉴。

中国的儿科药物研发还有很大的提升空间。为促进儿科药物的发展，我国应多部门、多方人员协同合作，助力儿科药物临床试验的开展，共同为儿童创造一个安全有保障的用药环境！

撰文、摄影：毛冬蕾

倪韶青·如何激发儿科药的研发热情

沈一峰：
精神药物临床试验有哪些特殊问题

专家简介

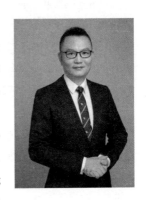

沈一峰博士，上海市精神卫生中心主任医师，药物临床试验机构办主任，伦理委员。中国QA论坛核心会员。

美国临床研究专业协会（ACRP）认证研究医生（CPI®），Rutgers New Jerseg Medical School高级访问学者（2015～2016）。

近年来，精神神经类药物临床研究逐渐走进了公众的视野。精神神经类药物的获批上市为饱受折磨的患者和患者家庭来说，带来了新的希望和动力。不少患者和家庭纷纷想了解参加精神神经类药物临床研究时的注意事项。为此，笔者走访了上海市精神卫生中心药物临床试验机构办公室主任沈一峰教授。

上海市精神卫生中心位于上海市宛平南路600号。"600号"作为上海市精神卫生中心的专属称号，已被老上海人口口相传了多年。这里环境优美、绿树成荫，特别是院内小花园"憩园"，令人心旷神怡。

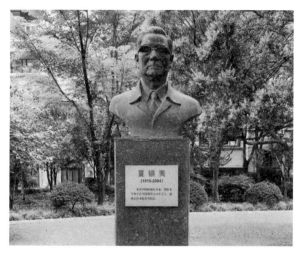

中国著名精神医学家夏镇夷教授雕像，夏镇夷教授把精神病院改为
"精神卫生中心"，于是才有了上海市精神卫生中心的名称

沈教授，您好！神经精神类药物的临床试验，受试
者大多数是弱势群体，对于精神卫生伦理审查尤为
关键，请问有哪些需要注意的地方？

　　沈一峰　参加精神卫生领域的药物临床试验，
伦理审查实践中相对特殊和需要引起注意的问题是
知情同意。
　　第一，从知情同意的对象来看，是精神障碍患
者（来访者）本人。但在实际情况中，常见的误解很
多，例如，"精神障碍患者如果没有自知力，怎么能
知情同意呢？""谁把精神病患者送来医院治疗的，让
这个人知情同意才对啊"。
　　讨论知情同意时，关键因素是人的"知情同意

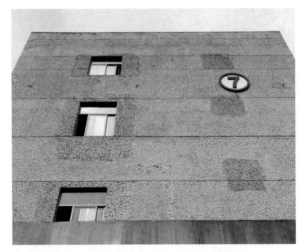

上海市精神卫生中心药物临床试验机构办公楼7号楼

能力"，而非"精神障碍"，上述误解的症结在于，绝大多数精神障碍病种中，大多数患者在大多时候，并未丧失知情同意能力，而实际上，由于疾病原因，受试者的知情同意能力具有波动性，随着病情好转，知情同意能力的恢复，应由受试者本人来行使知情同意的权利。此时，研究者需要对患者本人重新知情同意，并让受试者本人签字确认。

第二，要特别强调受试者的个人信息保密和隐私保护。精神障碍患者被歧视被污名，是一个社会现实，因此对参加此类药物临床试验的受试者来说，保密和隐私保护尤为重要。在这种情况下，应该遵从每一个受试者的意愿，即可以选择签或者不签。

一名患者去综合性医院看病是不怕别人看到的，而来"600号"就医很可能不愿意让他人知晓。在涉及有病耻感的疾病研究和小型社区研究时，需要格外注重隐私保护。随着病例记录的电子化，数据保密的操作会更为复杂，伦理委员会在审查项目时要特别注意方案中切实可行的数据和信息保密制度。

在现实的临床研究中，您能举几个具体关于精神神经类药物临床试验的伦理审查的例子么？

沈一峰　在一项为期3天，使用某抗精神病药针剂治疗住院精神分裂症患者急性激越的临床试验中，研究者考虑这些患者往往存在伤害自身或危害他人安全的情况，患者本人无法完成知情同意，所以决定由其监护人代理并签署知情同意。不过，伦理委员会审查后，是"修正同意"。沈教授解释说，要明确入组患者是否自愿住院，如"是"则需患者本人知情同意，如"否"则需独立医生判断其是否丧失知情同意能力。未丧失者仍需本人知情同意；丧失者，方可由其监护人代理，并要求在试验过程中，患者如果恢复知情同意能力仍需本人知情同意方可继续研究。

另外，一项在强制隔离戒毒所开展的针对吸毒伴发艾滋病的访谈研究中，签署知情同意书意味着患者对自己吸毒并罹患艾滋病事实的确认，存在保护隐私上的问题。因此，研究团队在递交伦理审查的材料中，准备了书面知情同意书，但注明受试者可以不签署，只需要在阅读完知情同意书后口头同意参加即可。伦理审查认为，该研究风险不大于最小风险，且脱离研究背景，相同情况下，并不要求签署知情同意书，因此审查结论为"需要知情同意，但豁免签署知情同意书"。

抗精神病药是能够缓解精神病症状并预防精神病症状复发的一类药物，目前全球抗精神疾病药物有哪些？

沈一峰 神经精神疾病种类繁多，涉及600多个适应证，属于低病死率、高致残率的疾病，在全球造成的疾病负担仅次于肿瘤、心血管、慢性呼吸道疾病、肝硬化和内分泌疾病。Psychiatric Times 总结了2019年被搜索最多的精神病学领域：包括大麻二酚作为精神分裂症的辅助治疗，免疫治疗能否作为精神分裂症疗法的讨论，以及抑郁症从单胺到谷氨酸之路。这些都是精神药物研发领域一个了不起的突破。

精神卫生药物治疗领域存在大量未被满足的临床需求，以自闭症为例，当前依然属于全球无法治愈的精神障碍。

精神类疾病治疗药物的研发存在哪些巨大挑战?

沈一峰 首先,精神障碍总体上病因不明,医生对其发病机制和诊疗康复的内在原因所知甚少,精神医学的研究进展依赖于基础科学研究的突破,在寻找全新候选药物的作用靶点上困难重重。

第二,由于研究方法有限,研发人员对病症的评价较为主观。虽然有评价工具(如量表),但高度的主观性,依旧容易被人质疑。

第三,居高不下且逐年上升的高安慰剂效应也使得研发的成功率不高。以抗抑郁药为例,一些已被证明安全有效且上市多年的药物,在后续研究中未能体现优于安慰剂的概率高达46%。

第四,患者参与意愿不足,对临床试验存在误解。沈一峰说,社会上不少人仍对精神类疾病患者产生误解或将他们污名化;此外,中国传统文化中的"助人思想",未能在这个时代取得深入人心的影响力,很多潜在的受试者会说"这个事情很好,让别人去参与吧"。

最后,精神药物临床试验缺乏专业的牵头研究者和从业者。精神药物临床试验的方案设计往往存在学术或可操作性上的缺陷,会出现伦理问题,令临床研究开展不顺畅。同时,一些资深的精神病专家对精神药物临床试验不够重视,很少把临床试验作为主业去钻研。与此同时,行业从业人员流动现象也时有发生,这些都给此类药物临床试验带来挑战。

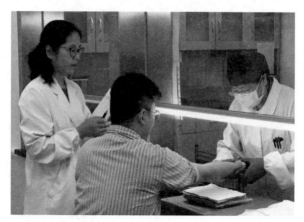
上海市精神卫生中心参加药物临床试验的受试者（为演员模拟）

您上述提及的高安慰剂效应的原因何在？

　　沈一峰　患者一旦参加了临床试验，其获得的关注和医疗服务往往超越普通诊疗，即便服用了安慰剂，患者在心理上也得到了治疗的感受。安慰剂效应逐年升高的现象已引起美国FDA高度关注。在安慰剂对照的精神药物临床试验中，目前已普遍增设"如何减少高安慰剂效应影响"的培训内容。

尽管抗精神药物研发和临床试验面临如此多的困难，患者的临床需求却非常急迫，我们如何共建创新药物临床试验生态？

　　沈一峰　世界上没有过不去的坎。我认为有以下几点可破解难题。立足于政府对基础医学研究的持续投入，以期取得突破；优化评价工具，采用更多的高新科技手段，尝试主观心理现象的客观化评价；应尽可能与经验丰富的临床试验机构合作，选择将临床试验作为主业的研究者来牵头临床研发；跳出原有框框去思考问题，来取得由点及面的进步；系统培训和逐步优化，解决高安慰剂效应的问题；引入定量药理学的新方法，减少入组患者的总数，促进成人数据外推至儿童；与我国药品监管机构沟通交流，注重临床研究规划，科学设计每个方案的疗效终点和研究路径；培养相对稳定的研究团队，携手致力于精神卫生领域的医药企业，找到学术研究与产业研发的最佳结合点，逐步形成可持续发展的行业生态，以便积极等待精神药物新黄金时代的来临。

撰文、摄影：毛冬蕾

吴一龙：
临床大夫要时刻牢记患者利益

专家简介

吴一龙教授是中国肺癌靶向治疗领域的领军人物，他领衔撰写我国的肺癌诊疗指南，创立了中国肺部肿瘤临床试验合作组织，推进分子靶向治疗的应用。尤其是在靶向治疗领域，他为亚太地区晚期肺癌靶向治疗原则、治疗指南提出了思考和建议。他和他的团队深入攻治EGFR、ALK等基因突变引发的肺癌，以延长患者生命。通过推进精准治疗，吴一龙教授希望在未来10年内让肺癌成为不再那么可怕的慢性疾病。

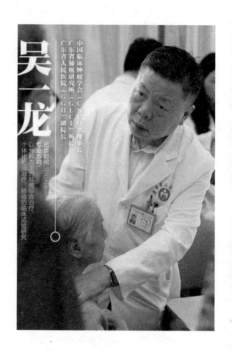

从20世纪90年代至今，素有"医侠"之美誉的广东省肺癌研究所名誉所长、中国胸部肿瘤研究协作组主席吴一龙教授在肺癌热门靶点的靶向治疗、免疫治疗领域开展了数十项的全球多中心临床

研究，曾主导过全球多个知名肺癌靶向药物的国际多中心临床研究，从最早参与跨国制药公司药物临床试验设计，到引领国际临床研究，在国外和国内临床研究舞台上，他赢得了赞誉。

近年来，我国创新肿瘤药的临床试验开展得如火如荼。近期，国家药品监督管理局药品审评中心（CDE）组织撰写了《以临床价值为导向的抗肿瘤药物临床研发指导原则》（以下简称《肿瘤药临床研发指南》）并正式向业内征求意见。该指南旨在以临床价值为导向，以患者为核心，促进我国抗肿瘤药科学有序的开发。

最令受试者和患者家庭关注的是，在对照药的选择上，指南指出，可选择阳性对照药、安慰剂或最佳支持治疗（Best Supportire Care，BSC）作为对照。在选择对照药时，应关注阳性对照药是否反映和代表了目标适应证患者最佳用药情况；当计划选择安慰剂或 BSC 作为对照药时，则应确保该适应证在临床中确无标准治疗；当有 BSC 时，应优选 BSC 作为对照，而非安慰剂。这一话题在广大临床研究从业者当中引起了充分讨论，也令患者备受关注。因此，我们请吴一龙教授来谈谈他的看法就最合适不过了。

吴教授您好，随着越来越多国内外肺癌治疗药物的临床试验项目开展，您能不能谈谈新药临床试验在不同阶段各自有哪些特点？

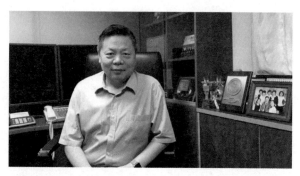

吴一龙教授十年如一日的办公室。他的临床研究成果已走向世界
摄影｜毛冬蕾

吴一龙　临床试验分Ⅰ期、Ⅱ期和Ⅲ期。Ⅰ期试验有很多不确定因素，受试者需要冒一点风险。一般进行到Ⅲ期临床研究的时候，研究者对一个新药的疗效和风险已心中有数，当然，药厂投入巨资开展Ⅲ期临床试验，也是冲着研究药物要比标准方案好而来的。中国过去开展的Ⅲ期国际多中心临床试验，大部分情况下是国外新药已完成试验了再到中国来，药品上市时间上比国外晚3~5年。自从2015年以来，国家出台了一系列鼓励药品创新的新政策，中国的研究者和患者会越来越早接触到国外新药，医生一定要做出判断，把握好早期临床试验的风险。

随着越来越多靶向治疗、免疫治疗等新技术、新手段的运用，包括已有的手术、放疗、化疗手段等治疗方法，肿瘤患者该如何判断接受已有的标准治疗或最佳治疗，还是参加新药临床试验？

吴一龙 事实上，在研药物与标准疗法和临床最优疗法对比是国际主流监管部门的通行做法。临床医生一定要把患者利益放在心中，不能为了做临床试验而做。病人来找我，我一定会准确把握他究竟是否适合参加临床试验。因为，他们冒着生命风险来参加临床试验，而是否得到应有的照顾是我们作为临床大夫应时时刻刻牢记心中的。

如果研究者知道一项临床试验对病人的最大益处是什么，在哪些方面比已有的标准治疗更好，应该理所当然动员病人参加临床试验。但是，当一个创新的肿瘤药临床试验风险很大，与标准治疗相比，后者比它更好，则一定会让病人接受标准治疗，这是医生首要的判断。

最佳支持治疗是目前已没有标准治疗，医生主要针对缓解症状和心理舒缓采取的措施。针对晚期癌症患者，新药临床试验则是在最佳支持治疗基础上加以新药物、新技术为依托提供的治疗方案。

临床研究的成功开展离不开研究者的参与和引领，在您看来，研究者需要具备哪些素质才能胜任这项工作？如何体现对患者的关怀？

吴一龙 一项临床试验要顺利开展，离不开德才兼备的研究者。研究者需要具备基本的伦理准则和道德要求，依据患者整体健康状况为病人提供选择，这是对病人最大的人文关怀。对于患者，有时候，肿瘤医生和护士的一个眼神，一句关爱的话语比什么都重要，医生对他们关注和关爱，是最好的治疗。正因为我们一直秉承着对患者的细心关怀，2017年日本举办的世界肺癌大会（WCLC）上，广东省肺癌研究所获得"全球患者关爱团队奖"，成为亚洲唯一的获奖团队。

新药临床试验离不开人才的培养，您对年轻一代医生在从事新药临床试验时候有什么建议？

吴一龙 要用热爱来浇灌自己喜欢的工作。新一代从业者的思维模式必须要转变和创新。一些年轻医生觉得一辈子看好病就行了。作为医生，哪怕看一辈子病，面对的依然只是一小部分人，但如果去参加实施新药临床研究，或新疗法临床研究，当产品上市后，可以普惠更多患者。年轻一代研究者要有跨学科思维，在新药研发这件事上，不只拘泥于药厂所追求的靶点机制化合物，更应该去从实践入手，看看什么才是临床中患者所需要的。

目前，广东省人民医院作为华南地区乃至全国肿瘤专科领域知名的研究机构，其发展现状如何？

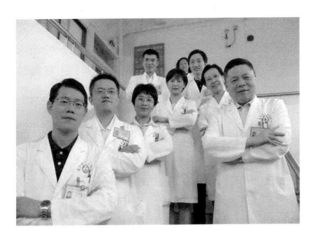

吴一龙教授及其团队

　　吴一龙　广东是全国第一经济大省，医疗资源位居全国前列，病源和病种全面。据广州市政府的统计，广东省坐拥206家三级医院，其中三甲医院达122家，占全国总数的比例接近1/10，为全国之最。基于拥有众多老牌医疗机构和庞大的病患人群，近年来不少创新药临床研究项目纷纷在华南地区医院开展。而广东省人民医院高层非常重视临床试验机构的建设，临床试验管理制度与SOP完善，临床试验经费及药物施行信息化管理，设有中心药房及专职研究护士团队，并培养了一批临床试验专业人才。

临床研究科普在10年前已开展，到了今天已取得长足的进步。您认为，未来如何更好实现促进临床试验科普事业的发展？

吴一龙　现在，很多患者开始主动了解和参加临床试验，他们会通常直接问我，我参加这个临床试验失败以后，还有没有别的临床试验呀？就像是我的老朋友一样。（笑）能帮到患者是我最大的欣慰。但仍有一些患者和家属拒绝参加临床试验。因此，我呼吁，患者要积极了解国际最新的新药研发动向和国内临床试验信息，而临床医生需要对患者有更多关注，多参与组织和实施临床试验，也要多向患者提供咨询。正如CDE《以临床价值为导向的抗肿瘤药物临床研发指导原则》的主旨，临床试验需要以患者为中心，倾听患者的需求，研究者要与患者构建稳固和良好的信任关心，开展大量的解释说明和互动交流，医生要永远以苍生健康福祉为念。

撰文：毛冬蕾

肖祯:
患者是临床试验的参与者,
也是可能的受益者

专家简介:

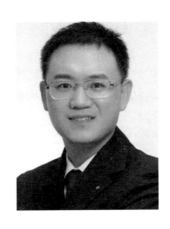

肖祯,主治医师,在大连医科大学附属第一医院从事妇产科工作10年。专长领域为妇科炎症、妇科肿瘤、小儿妇科、生殖内分泌疾病。擅长诊治的疾病有:外阴疾病、阴道炎、盆腔炎、子宫肌瘤、卵巢囊肿、宫颈癌、内膜癌和卵巢癌的化疗和靶向治疗等。担任中国妇幼保健协会妇科腹腔镜学组全国委员,发表SCI论文4篇,主持多项研究课题。

　　每个新药在正式问世、造福广大患者之前,都要经过临床试验的"洗礼",这是验证其安全性和有效性的必经之路。事实上,新药并不是仅在正式上市后才能让患者受益,许多无药可用、病情紧迫的患者正通过临床试验获益,甚至重获新生。

　　大连医科大学附属一院妇产科医生肖祯认为:对于每一个因妇科癌症而负重前行的家庭来说,临床试验不但能减轻他们的经济负担，更为目前缺少有效治疗方式的患者带来了一线生机。

肖大夫您好，您曾经共同参与、主持过十多项临床试验，能跟我们说说印象最深刻的例子和受试者么？

肖祯 我记得一位71岁，家住大连瓦房店农村的葛阿姨。她在2012年被确诊患有晚期卵巢癌，当时本来要做手术，但医生打开她的盆腔一看发现已经是晚期了，即使手术效果也不会好。除了化疗，没有更好的办法选择，葛阿姨接受了一段时间的化疗，尽管要忍受腹水等不良反应带来的痛苦，但好在化疗效果不错，病灶几乎消失。日子平静地过，直到2017年，腹痛难忍的她意识到肿瘤已经卷土重来，并且更加来势汹汹。

这次化疗不再有效，甚至用手都可以摸到肿瘤在一天天地变大。正在走投无路之际，我向他们提及了一项国产PARP抑制剂的临床试验。葛阿姨平时记性并不太好，什么东西放在哪里了转身就忘，但她非常清晰地记得：她在参与临床试验服用我介绍的药物的第一个周期腹痛就消失了，精神状态也逐渐好起来。

听您介绍，参加临床试验真是肿瘤患者的福音，给他们带来了新生的希望。

肖祯 患者是最大的受益者。像葛阿姨这样的例子还有很多，我和我的同事还治疗过一位卵巢癌患者，她在参加国产PARP抑制剂临床试验的一个月后，CA125（卵巢癌肿瘤标记物）已由最初的1997下降到807.5，这让我非常激动。

这个患者已经接受过两次手术，再次复发后，多次化疗效果不佳，身体和经济上都无法再承受，准备放弃治疗，可她才42岁，患病6年来一直在我这里随访，我实在不忍心看她放任癌症进展，建议她参加这项临床试验，没想到仅接受了一个月的治疗，就获得了良好的效果。而且根据试验申办方的政策，如果疾病没有发生进展，她可以终身免费服用该药，且免除全部相关治疗费用。

您怎么看待临床试验对患者带来的益处呢？

肖祯 临床试验其实是一件双赢甚至三赢的事，其中最大的受益者肯定是患者。新药，尤其是抗肿瘤药物，有如在伸手不见五指的黑夜中绝望徘徊的人看到的一线曙光，临床试验对无药可医的晚期肿瘤患者来说，如果能使他们的症状改善、生活质量提高，即使是安慰剂效应也是值得的。何况，很多患者确确实实在临床试验中获益。

在西方国家，很多晚期恶性肿瘤患者都在到处寻找临床试验，对于这些患者，相关领域的国际指南也推荐其加入临床试验。但我国公众比较缺乏这样的意识。目前影响临床试验受试者招募最主要的因素，就是受试者对安全性和有效性的顾虑，尤其是安全性。事实上，在临床试验中，安全永远是第一位的，各方都十分重视。

国家现在对临床试验的管理对保证临床试验全流程和过程的质量有什么意义？

肖祯　我曾多次参加国家和地方药品监督管理部门举办的培训，也接受过数次国家药品监督管理局临床试验中心对所在机构的飞行检查。各级药品监督管理部门对于药物的临床试验管理非常严格，对临床试验的相关管理制度、试验流程和安全保障方面的审查非常仔细，甚至可以说是苛刻。另外，目前很多药物临床试验都是全国甚至全球多中心同时进行。无论是在欧美还是中国，只要有一个中心监测到1例不良反应，无论这一反应是否与药物相关，所有实施试验的中心都会立即得到通报，并提醒相关医生特别关注。

撰文：杨爽

许重远:
受试者权益永远是第一位

专家简介

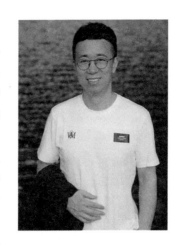

许重远博士，主任药师/教授，硕士生导师，南方医科大学南方医院国家药物临床试验机构办主任、药物临床试验中心主任兼Ⅰ期临床试验研究室主任，穗港新药临床研究中心主任。曾为美国范德堡大学临床与转化研究中心访问学者和美国希望之城国家医学中心访问教授，暨南大学兼职导师/教授、广州医科大学兼职教授。

中国药学会药物临床评价研究专委会主任委员，中国临床研究能力提升与受试者保护高峰论坛（CCHRPP）倡导和发起者，中国药理学会药物临床试验专委会副主任委员，国家药监局审核查验中心GCP检查专家，临床研究促进公益基金理事。

在美丽的花城广州的白云山脚下，有一所创建于1941年的大型综合性三级甲等医院——南方医科大学南方医院。该医院国家药物临床试验机构办主任许重远教授，自从负责该院的药物临床试验以来，非常重视受试者的权益，并创建了致力于保护受试者的中国临床研究能力提升与受试者保护高峰论坛（CCHRPP）。

说起受试者保护，笔者不禁想起了发生在他们临床试验机构的一幕。许主任科室的一名同事在工作中恰巧遇到一个项目正在开展受试者随访，因为药厂（申办方）的系统出现问题，受试者暂时无法进行随访，受试者只能坐在那里等待，那天天气很冷，在等待过程中没有人去关心受试者的感受，或许是因为大家急着解决系统问题而忽略了受试者。

许重远主任的那位同事后来在日记里写道："当时我的脑海里浮现出两个问题：受试者是否愿意再次参加这样的随访？如果这种情况发生在我们的随访中心，应该会怎么处理？"

许重远读罢同事的日记，深有感慨。他说，一名临床研究从业者，能将受试者的感受如此细微的刻画出来，反映出他们时时将受试者放在心上，秉承着保护受试者的工作准则，这让许重远非常感动。笔者近期拜访了许重远主任，请他谈谈受试者如何助推临床试验、助推新药研发。

许主任您好，随着药物临床试验在国内日渐受到重视，不论是临床试验的质量、应用范围都得到了极大提高，但在受试者保护方面，作为研究机构管理者，您认为，我们应该如何尽力保护他们的权益呢？

　　许重远　人类临床试验历史中，发生了许多
令人伤痛、不伦理的事情。回顾历史是为了不忘记
伤痛，也为受试者的明天做出更好努力。现在，全
球各国对受试者保护都加强了许多。在新药临床试
验中，受试者的权益永远是第一位的，甚至比临床
试验的科学性更重要。无论是《赫尔辛基宣言》，
还是我国去年出台的新版《药物临床试验质量管
理规范》，无不指出，在整个药物临床试验的活动
中，受试者的权益保护是被放在第一位的。受试者
有三大保护神，即研究者、伦理委员会和知情同
意书。一方面国家要有保护规则和措施，另一方
面临床研究从业人员要有保护受试者的能力。伦
理委员会是确保受试者权益的核心，受试者虽然
不能直接了解和接触医院的伦理委员会，但通过
伦理委员会的努力，受试者的权益得以极大保障。

知情同意书是与受试者权益保护相关的最重要文
件，您能解读一下签署知情同意书对于受试者的意
义何在么？

　　许重远　知情同意书是与受试者权益保护相关
的最重要文件，知情同意就是受试者的护身符。知
情同意颠覆了原来研究者"家长式"的告知参与临
床试验的模式，并赋予受试者参与决策的合法性和

主体性。在此过程中，研究者会向受试者介绍清楚研究的内容、利弊等。事实上，知情同意不是简单的信息传递，而是一个互动的过程。

在信息共享和传递上，医护人员除了告知信息，还要了解病人的利益是复杂和多元的，不同病人有不同利益诉求。因此，研究者和受试者共同决策的对话模式是对原来被动告知模式的升华。通过研究者和受试者之间的充分交流，受试者在医疗决策上最大程度参与，能让研究者和受试者之间携手合作做好临床研究。

您提及的知情同意赋予受试者参与决策的合法性和主体性，这一点非常重要。您能举一些人类历史上经典的知情同意签署的案例么？尤其是"家长主义"模式的转变？

许重远　我想跟各位读者分享近年来备受业内关注的英国Montgomery案，这个案例是英国知情同意变迁历史上的标志性案例。这个案例的经过是这样的，M女士患有1型糖尿病，这会增加生育超重孩子的风险。患者矮小的身材将会使顺产增加并发症的风险，包括孩子肩膀难产（概率是9%~10%）。在生产过程中，孩子的肩膀被卡住，医务人员实施必要且恰当的措施，但依然推迟了12分钟，导致缺氧与脑瘫（概率低于0.1%）。M女士曾对此表示担心，并认为如果医务人员告知这种风险，她将选择剖腹产。她的妇产科医生并未与M女士讨论肩膀难产的风险以及剖腹产手术问题。由此引发了大讨论，最终产生了"伯勒姆标准"（Bolam test）。从Bolem标准到M案的判决表明，知情同意已从医务人员对推荐医疗方案潜在风险的告知义务转向患者知晓推荐医疗方案实质风险的权利。

这个案例说明，知情同意不单只是中国研究者和受试者所面临的挑战，也成为国际上发达国家遇到同样的困境。在决策当中，受试者不应该再作为一个被动的接收者，而是一个更广义的参与者。知情同意从简单的"同意"发展到全面告知和签署同意，实际上是一个循序渐进的过程。随着现代医学的发展，知情告知已不能适应医疗技术的快速发展以及现代医学复杂的疾病谱特点。

临床研究推进了新药研发，但受试者真正了解临床试验吗？他们在做出选择时是否有充分的判断力？知情同意在将来会不会被一种更强大的模式来替代？

许重远 最近，"以患者为中心"的新药开发理念在国际上越来越多地被引入到临床试验方案设计中。国家药品监督管理局药品审评中心（CDE）日前组织撰写了《以临床价值为导向的抗肿瘤药物临床研发指导原则》并正式向业内征求意见。本次指南以患者为核心作为研发理念。我认为，未来临床研究也要走向研究者和受试者共同决策的道路。那么，什么是共同决策？即研究者和受试者作为双主体来参与临床研究和医疗决策，双方在信息层面全面交流。在制定试验方案时受试者充分参与讨论，并最终达成共识。之所以提出"共同决策"这种想法，在于临床试验最终的产品服务于患者，如果患者越早参与决策，医者就能更早体会患者的用药感受、体验和疗效。虽然这像是一个理想国，但共同决策将原有知情同意的模式引向更完整的决策过程，同时实现决策过程方式的改变，让临床研究中两个主体的关系达到对等。

作为机构办公室主任和Ⅰ期试验的PI，您从业近30年，接触了许多受试者和患者。2020年4月2日，新冠病毒疫苗Ⅰ期临床试验的108位受试者完成接种。您当天也在微信公众号中写下《致敬受试者》一文。您为什么要向受试者致敬？您对于受试者饱含着怎样的感情？

　　许重远　受试者是新药研发的重要基石和合作伙伴，具有奉献精神，尤其在早期临床试验的高风险项目中，受试者出现不可逆的伤害概率大，他们为一项又一项的新药临床试验和药品上市做出了不可磨灭的贡献，因此值得尊敬。

　　受试者大多是社会普通人，且被疾病困扰甚至是因病返贫，他们的生活一般人难以想象，需要来自家庭、社会的认可乃至表彰。总有一天，这些受试者会年老体衰参加不了试验，因此，社会和政府要给予他们更多的保障。在参加临床试验过程中，首要保护其权益，要认可他们的工作。

您能不能讲一个让您印象深刻的受试者的故事？

许重远　我如今还记得一名受试者。多年前，一名受试者参加麻醉药临床试验，当时谈知情同意的时候，我跟他说除了被麻药麻倒还会延迟清醒，该名受试者果然一用药就被麻倒了，他醒来第一句话是"我原来还活着"，他在用药瞬间仿佛跟死神擦肩而过。

这些年来，这些受试者的身影令我难以忘怀，也促使我一直坚持为保障受试者的权益呼吁和呐喊。未来通过建立社会组织、公益团体提供专业知识，提高受试者参加临床试验的安全感，走向研究者与受试者共同决策的发展模式进一步推动受试者的保护，这也是CCHRPP一直倡导的宗旨和初心。

撰文：毛冬蕾

游广智：
参加临床试验就像上游轮度假

"妈妈，圣诞老人是不是男的?"

"当然啦，你想干什么啊?"

"我正在给他写信啊!"

"你又想要什么啊?"

"Cam（摄像机）啊!"

"什么？不要那么贪心，给老人家留一些棺材本吧!"

"啊？圣诞老人不是很有钱的么?"

"这样吧，妈妈送给你吧。人肉Cam。"

接下来，麦太太抱着麦兜，深情地对他说：你的眼睛就是镜头，看好了，对好焦了么？推过去，再来个全景，是不是很漂亮？当你想拍什么东西的时候，用你的眼睛记在自己的心里。

相信看过我国香港电影《麦兜我和我妈妈》的粉丝，都不会忘记这时候麦兜的独白：想象，是妈妈送给我的。

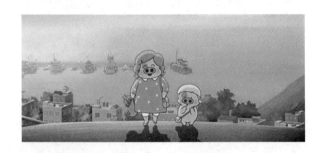

这部感人的电影，演绎了香港普通人的生活变迁史，它画面唯美，那深蓝色的海景，市民化的生活场景，和无穷的想象力，让看过这部电影的人难以忘怀。

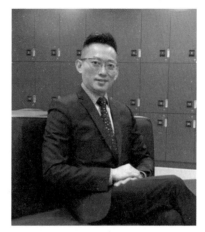

游广智　HKU-CTC执行总监

麦兜是有情怀的，他就像一个时代的符号人物，将香港带给了全世界。

从一个小渔村到一个国际化大都市，不变的是香港人那种包容和认真，而且对工作充满想象和创意的精神。

笔者曾拜访位于香港玛丽医院的香港大学Ⅰ期临床试验中心（港大Ⅰ期中心），其隶属于香港大学临床试验中心（HKU-CTC）。HKU-CTC于1998年成立，今年已踏入第20年；而港大Ⅰ期中心则于2014年开始投入运营。在HKU-CTC执行总监游广智教授（Henry）的带领下，我们领略了这家临床试验中心一些别出心裁的做法。虽然香港和内地的文化背景有一些不同，不过这些为健康受试者提供的服务或许值得我们借鉴，现在，就带大家转一圈吧。

细致体贴：
为受试者打造每一处的布置

　　不像一般医院使用白色为主色调，笔者一进门，看见的是红色的皮质椅子，给人感觉温暖而有现代感。受试者在这里等待时，可以翻看杂志，不会感到无聊或焦躁。

　　研究区域的大门由门卡控制，门卡在研究护士和医生手中，受试者不能随便进出。因为，健康人在这里开展研究，要控制饮食和行为，不能自行就推门出去喝一杯咖啡。

　　进来之后，可以看到主要临床研究区域是一个开放式的场所，护士站被设置在中心位置。病房和病床围着这个护士站，这是为了方便安全管理，受试者也希望获得临床研究人员的关注，因为对于他

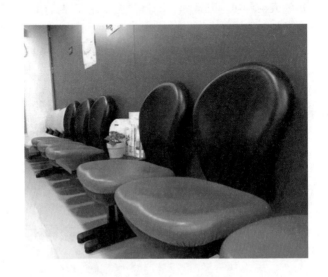

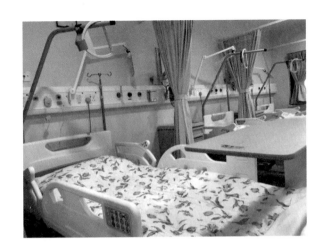

们来说，安全是最重要的。这样铺排，也使护士走到每一张病床的距离都是最短的，可以最快速地到达受试者身边，进行抽血或其他研究程序。

中心有四间病房，均是开放式设计，用床帘间隔，房间有不同的设计。Henry说，港大Ⅰ期临床研究中心主要有两类研究，一类是健康志愿者的研究，一类是患病受试者的研究。患者的研究，如抗肿瘤药物研究，大多数都不用住院，通常白天来，下午就回家了，有点像门诊，这种情况就使用第一间没有门的房间，病床及椅子也可按需要灵活移动。床单也不用白色，因为受试者很多是健康人，所以会去购置一些带花样的床单。

随后，笔者看到一组"急救演练"的活动照片，想知道这个演练活动是怎么样的，Henry介绍说："虽然药物在Ⅰ期临床试验之前已经进行了充分的相关研究和论证，但毕竟是首次用于人体试验，还是会存在一定的未知性。在临床试验中，对受试者的保护永远最首要、最关键的事，因此，我们会定期对所有医护人员开展培训和急救演练，确保一旦受试者发生了不良事件，能够第一时间得到正确的救治，这非常重要"。

温馨有爱：力求让受试者感到轻松愉悦

最后，我们来到整个中心最大的区域，受试者的活动区域。为什么要开辟这么大的空间呢？Henry说："每一个研究有不同的安排。在完成一阶段的研究程序以后，健康志愿者不能总是困在床上，所以我们开辟出来一个较大的地方让他们轻松聊天、活动、用餐。"

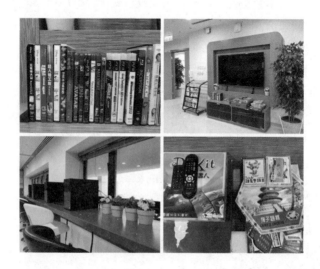

在这里有网络、电视机、书籍、报刊、棋类等。

参加一个新药研究，可能需要住在这里几天甚至几周，如果可以让志愿者们变成朋友，开展一些娱乐活动，他们逗留的时间就不会那么闷。这里最近刚刚完成了一项研究，长达9个晚上，一共有22个人。他们就像一个旅行团，上了一个游轮度假。期间定时有活动：如打游戏机，观看魔术表演，跟老师学画画、做手工。受试者们可以清楚地看到每天的活动安排，有期待，日子就容易过了。窗外还有无敌的维多利亚港海景，确实有一番游轮的滋味。

研究结束后还会给受试者发奖状、证书赞扬他们，这些小礼物全部是研究人员自己设计的。看，是不是很用心？

就像麦兜说的，想象，是这个临床研究中心带给受试者的。

"我们做研究很严肃认真，但也力求让受试者感到轻松。"Henry说。

临床试验中心运营成本不低，需努力维持财务平衡。为了谨慎使用经费，电影、书本、杂志等很多都是同事自发捐出来的。最近，他们拍了一个临床试验科普视频，也是以课外活动的形式邀请同事的孩子出任小演员。

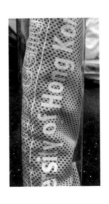

游广智·参加临床试验就像上游轮度假

用心坚持：大力向市民科普临床试验

除了精心设计的硬件设施，港大Ⅰ期中心还有个特点让人印象深刻——他们花很大力气投入科普宣传。有兴趣的参加者通常会通过海报、传单、网站、Facebook、传统报纸和电邮等方式获知临床试验信息，来之前也会主动从社交媒体上学习一些临床试验的知识。中心人员有时候还会到社区或大学里摆摊位，让更多市民大众了解什么是临床试验。

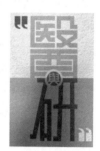

《医与研》图书封面

大约三年前开始，HKU-CTC副总监黄嘉慧博士（Creany）四处约请香港临床大夫在一家杂志的专栏上投稿，每篇短短800~1000字，都是和疾病预防、新药临床试验相关的科普小知识。现在将这些文稿集中起来，出版了名为《医与研》的书籍。经过这些年的科普，香港人对临床试验已经越来越了解啦。

从业临床研究管理20年的Henry坦言：做临床研究科普一定要有信念，这是一条漫长的路，也许经过很多年市民还是不能充分了解临床试验是什么，但是如果不去做，就永远没有发芽开花和长成参天大树的一天。

严格规范：受试者招募独立公正

据Creany介绍，来港大Ⅰ期中心的受试者有健康志愿者也有患者，而患者较多是肿瘤和肝病患者。在受试者招募与试验实施的安排上，中心人员分为两个团队，一个专门负责招募，另一个负责试验实施，而这两个团队分属于中心内部不同部门，可做到独立、公平、公正。

例如，一项试验需要招募20多名受试者，他们首先会在自己的电子数据库上遴选一定比例，为的是鼓励市民预先在数据库登记，剩下的就会接受其他受试者，一般是先到先得，他们的招募团队也严格按照这一原则而不会夹杂私利。这一做法来自于他们对英国一家研究中心的考察学习，现在内地也有机构参考这样的招募做法。

2019年2月18日，国家发改委为大湾区这片面积为5.6万平方公里、人口约7000万、经济总量10万亿元的热土规划未来框架的基础性文件——《粤港澳大湾区发展规划纲要》出台；在此后陆续出台的多项政策措施、工作方案中，不乏促进医药行业

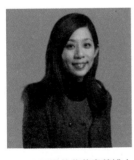

"内地和香港的医学合作越来越多，希望在临床研究科普上，我们也能相互合作。"

HKU-CTC副总监黄嘉慧博士
（Creany）

的亮点，比如"港澳药械通"政策、建立国家药监局药品和医疗器械审评检查大湾区分中心、在粤港澳大湾区开展药品上市许可持有人和医疗器械注册人制度改革等。

作为广东省政府重点发展板块的生物医药产业，能从这波政策的红利中赢得多大的发展空间备受业界关注。Henry说，他正在思考如何借用新政将大湾区临床试验事业提升至国际水平。

他说，香港对药物安全性和质量的监管非常重视。虽然并无法规或指引处理人种药理差异问题，但游广智认为，香港市场小，如果必须做衔接性试验，很多药品可能会放弃在港上市，这是一个务实的考虑。

"事实上，有重大人种差异的药品比例不高，轻微差异亦可在临床应用时凭医生的专业经验通过调整剂量处理。这一机制在港实施多年看来是行之有效的。"游广智说。不少香港学者认为，大湾区可以使用在港上市的药品及器械，有助于港人融入大湾区发展。此外，有助于大湾区机构共同参与国际多中心临床试验，以及为以真实世界数据为基础审批新药上市申请提供条件。

"多让中国大陆同道了解香港的实况，对国家、行业是好事。内地和香港的医学合作越来越多，希望在临床研究科普上，我们也能相互协作!"最后，Henry教授深情地说。

专家访谈

撰文、摄影：毛冬蕾

临床试验相关大事记

国际大事记

时间(年)	事件
1747	James LInd柠檬橘子治疗坏血病，第一个现代意义的临床对照试验
1784	蒙面法评价动物磁力说，第一个单盲试验
1898	血清治疗白喉，第一个临床半随机对照试验
1913	结核病父母孩子死亡率研究，第一个前瞻性队列研究
1925	Ronald Aylmer FIsher，试验随机化原则提出
1926	生殖因素和乳腺癌关系研究，第一例现代模式下的病例对照研究
1931	硫代硫酸金钠对肺结核的研究，临床试验第一次使用配对随机分组设计
1933	Feost家庭接触史与结核病传播的研究，第一个回顾性队列研究
1944	抗生素治疗普通感冒，第一个多中心的临床对照试验
1948	链霉素治疗结核病，第一个临床随机对照试验，首个规范的随机对照试验RCT
1962	美国Kefauver-Harrls修正案与"反应停事件"
1964	芬兰赫尔辛基召开第18届世界医学大会，发布《赫尔辛基宣言》
1977	美国国家癌症研究所（NCI）建立癌症临床试验注册中心（PDQ）对癌症临床试验进行注册（第一次建立临床试验注册中心）
1979	Archle Cochrane 首次提出几乎RCTs资料进行系统评价
1993	世界卫生组织发布《药物临床试验规范指导原则》
1996	ICH发布《药物临床试验质量管理规范》（第一版，欧盟、日本和美国）
2000	美国NIH和FDA合作创建ClinicalTrials.gov，作为临床研究登记的主要网站，为病人、医疗人员、研究者提供了大量疾病的临床研究信息
2005	欧洲临床研究基础网络（ECRIN）联合美国和加拿大，提议将每年的5月20日定为国际临床试验日，WHO在布鲁塞尔举行了第一个国际临床试验日
2016	ICH发布《药物临床试验质量管理规范》（第二版）

时间(年)	事件
2016	美国国会通过《21世纪治愈法案》，批准利用真实世界证据取代传统临床试验进行扩大适应证

国内大事记

时间(年)	事件
1978	国务院发布《药政管理条例》
1985	全国人大发布《中华人民共和国药品管理法》
1985	卫生部发布《新药审批办法》《新生物制品审批办法》
2001	全国人大发布《中华人民共和国药品管理法》(第一次修订)
2003	国家食品药品监督管理局发布《药物临床试验质量管理规范》
2004	国家食品药品监督管理局发布《药物临床试验机构资格认定办法(试行)》
2007	国家食品药品监督管理局发布《药品注册管理法》
2010	国家食品药品监督管理局发布《药物临床试验伦理审查工作指导原则》
2013	国家食品药品监督管理总局发布《关于药物临床试验信息平台的公告》，要求进行临床试验登记与信息公示
2015	国务院发布《关于改革药品医疗器械审评审批制度的意见》
2016	国家卫生计生委发布《涉及人的生物医学研究伦理审查办法》
2017	中共中央办公厅、国务院办公厅印发《关于深化审评审批制度改革鼓励药品医疗器械创新的意见》
2019	全国人大发布《中华人民共和国药品管理法》(第二次修订)
2019	全国人大发布《中华人民共和国疫苗管理法》
2019	国家药品监督管理局和国家卫生健康委员会联合发布《药物临床试验机构管理规定》
2020	国家药品监督管理局和国家卫生健康委员会联合发布《药物临床试验质量管理规范》
2020	国家市场监督管理局总局发布《药品注册管理办法》

整理：王如伟

编者简介及致谢

参与临床试验不一定帮到自己，但绝对有利于后来人。本书得到来自受试者及其家属提供的素材和帮助，出于隐私保护，未能一一列出名字，在此致以衷心的感谢！

本书作者（按姓氏汉语拼音排序）

常建青　女士
本书副主编、临床研究促进公益基金会理事、泰格医药政策法规事务副总裁

葛洁英　主管护师
中山大学肿瘤防治中心研究护士护长、主管护师

古　月　博士
国内某疾病预防控制中心负责疫苗管理工作

郝　鹏　先生
原药明津石综合事业部负责人，总监

洪明晃　教授
本书主编、中山大学肿瘤医院临床研究方法学教研室主任、中国GCP修订工作组成员、中国抗癌协会医学伦理学专业委员会主任委员

胡　鑫　博士
日本国家儿童健康与发育医学中心（日本国立成育医疗研究中心）移植免疫研究室研究员、专长

于器官移植免疫学与肿瘤免疫学研究工作

黄如方　先生

蔻德罕见病中心创始人、主任

梁贵柏　博士

《研发客》"老梁说药"专栏作者、《新药的故事》作者、原默沙东新药研究院研发人员、偕怡制药联合创始人兼首席科学家

刘　宁　女士

中国药科大学药学院药剂专业在读研究生

马瑞雪　女士

杭州思默医药科技有限公司主任临床协调员

毛冬蕾　女士

本书副主编、《研发客》主编、临床研究促进公益基金微信公众号资深编辑

石　男　教授

泰格医药首席疫苗专家

孙丽霞　女士

无锡泰格医药科技有限公司总经理

童　明　先生

广州因明生物医药科技有限公司高级临床研发总监

王如伟　博士

国家药典委员会委员、浙江中医药大学博士生导师、泰格医药执行副总裁

杨　睿　女士

插画师Ray，微博ID：错射线

杨　爽　女士

《研发客》资深编辑

殷丹妮　女士

《研发客》资深编辑

赵　戬　博士

江苏同凯健康产业集团有限公司副总裁、南京健融生物科技有限公司首席执行官

郑　航　副教授

重庆医科大学药学院药事管理教研室主任

访谈专家
（按姓氏汉语拼音排名）

侯金林　教授

南方医院感染内科主任、中国肝炎防治基金会副理事长、中华医学会感染病学分会副主任委员

黄嘉慧　博士

香港大学临床试验中心副执行总监、国际医学科学组织理事会（CIOMS）研究机构良好管治守则议案工作组委员

黄文银　博士

新加坡国立大学医院临床研究部副主任

李　进　教授

同济大学东方医院肿瘤医学部主任、CSCO基

金会理事长、中国药促会肿瘤临床研究专委会主任委员

李海燕　教授

北京大学第三医院药物临床试验机构主任、中国药理学会药物临床试验专业委员会副主任委员

李树婷　教授

原中国医学科学院肿瘤医院GCP中心办公室主任、DIA中国顾问委员会委员、CRC之家理事长

梁茂植　教授

原四川大学华西医院临床研究管理部研究员/伦理委员会副主任委员、中国药理学会药物临床评价专业委员会常委/顾问委员

倪韶青　博士

杭州浙江大学附属儿童医院药物临床试验机构办公室主任、中华医学会儿科学分会伦理委员会副主任委员

沈一峰　教授

上海市精神卫生中心药物临床试验机构办公室主任、伦理委员、美国临床研究专业协会（ACRP）认证研究医生（CPI®），上海市精神卫生中心主任医师

吴一龙　教授

广东省人民医院终身主任、广东省肺癌研究所名誉所长、中国胸部肿瘤研究协作组主席、中国临床肿瘤学会（CSCO）前任理事长、现指导委员会主任委员

肖祯　主治医生

大连医科大学附属一院妇产科医生、担任中国妇幼保健协会妇科腹腔镜学组全国委员

许重远　教授

南方医科大学南方医院国家药物临床试验机构办主任、中国药学会药物临床评价研究专委会主任委员，中国临床研究能力提升与受试者保护高峰论坛（CCHRPP）倡导和发起者

游广智　先生

香港大学临床试验中心执行总监、国际临床试验中心联盟（ICN）主席、国际医学科学组织理事会（CIOMS）研究机构良好管治守则议案工作组委员

《药物临床试验受试者小宝典》
编后感言一

　　读到这里，您对临床试验已经不再陌生了，或者更加了解了，对吗？

　　临床试验距离我们大多数人，说远它不近，说近它不远。为什么这样说呢？个人经历也许能说明一二。笔者三十年前离开医疗机构进入医药行业，开始几年的部分工作就是组织和实施新药临床试验，但是到现在，还没有机会作为受试者参加药物临床试验。这些年来，不时会有医药圈外的熟人来问，他们的某个亲友如何能参加某个抗肿瘤新药的临床试验。可以认为，他们期望参加的，都是有可能救命的新药临床试验。特别是2020年新冠肺炎疫情暴发以来，预防和治疗新冠肺炎病毒感染的新药临床试验进展，更是吸引了大家的密切关注。

　　说到三十年前，自然会想到最早接触的新药临床试验，那是用于预防和治疗肿瘤放疗或化疗后引起的白细胞减少的新药。因此，我非常幸运地有机会在北京大学附属人民医院陆道培教授和中国医学科学院肿瘤医院孙燕教授等作为主要研究者的新药临床试验中作为药厂派出的临床研究协调员做一些工作。那是20世纪90年代初期，新药比现在少很多，新药临床试验自然也少很多。也就是在那段时间，我认识了孙燕教授的学生石远凯老师，他当时刚从日本留学回来没多久，正在学习作为研究者进行临床试验。目前，在国内肿瘤临床治疗和研究领域，石远凯教授不仅参加了大量的抗肿瘤新药的临床试验，更是作为主要研究者，领导了多项国际和国内多中心临床试验。

石远凯教授成功的职业发展只是一个典型代表，可以从中看到中国新药临床试验在这三十年的进步，从观望到跟跑再到参与领跑。比如泽布替尼，这是本土生物医药公司百济神州自主研发的创新药，于2019年末首次获得美国FDA批准。正如北京大学肿瘤医院朱军教授接受媒体采访时所说："作为一名中国肿瘤临床医生，能够见证这一历史性突破我感到非常激动。这一突破是我国本土生物医药行业和临床肿瘤研究的一个重要里程碑，标志着我们不仅能为中国患者研发新药，也能让更多国家的患者受益其中，为世界提供中国的方案，贡献中国的智慧。"还有2015年初获批的深圳微芯的西达苯胺，是首个授权美国等发达国家专利使用的原创新药，标志着我国基于结构的分子设计、靶点研究、安全评价、临床开发到实现产业化全过程的整合核心技术与能力得以显著提升。再比如浙江贝达研发成功的备受关注的被视为"国产易瑞沙"的肺癌分子靶向药盐酸埃克替尼，于2011年中获批。激动人心的例子还有很多，所有这些重要里程碑的诞生都历时多年，从实验室到动物实验，再到Ⅰ期、Ⅱ期和Ⅲ期临床试验，这些新药都被是证明安全有效的。这标志着中国新药临床试验的长足进步，不仅成就了医药企业实现自己的使命、推动了临床医学

《药物临床试验受试者小宝典》编后感言一

的进步，更是帮助到了那些有需求的患者。感谢受试者的参与和付出，让这一切成为可能。

　　为了鼓励药物和医疗器械创新，提升药品质量和满足临床需求，2015年国务院发布《关于改革药品医疗器械审评审批制度的意见》（国发〔2015〕44号），2017年中共中央办公厅、国务院办公厅印发《关于深化审评审批制度改革鼓励药品医疗器械创新的意见》（厅字〔2017〕42号），第一条就是改革临床试验管理，包括八项措施，其中之一就是完善伦理委员会机制以保护受试者的安全、健康和权益。要求临床试验应符合伦理道德标准，保证受试者在自愿参与前被告知足够的试验信息，理解并签署知情同意书。这些重要意见在2019年发布执行的修订版《药品管理法》和2020年发布2021年执行的《民法典》里首次作为法律条文固化了下来，足见鼓励新药研发的同时保护受试者权益是多么重要。

　　国内的新药想出去，国外的新药想进来，新药从研发、生产到上市离不开国际合作。为减少药品研发和上市成本，推动创新药品及早用于治疗患者，1990年，由欧共体、美国和日本三方药品监管部门和制药行业共同发起成立国际人用药品注册技术协调会（ICH），目的是在药品注册技术领域协调建立关于药品质量、安全性和有效性等共同国际技术标准和规范。2017年原国家食品药品监督管理总局正式成为ICH成员并一直致力于推进ICH技术指导原则在国内的转化和实施。以临床研究必须遵守的《药物临床试验质量管理规范》为例，国家药品监督管理局和国家卫生健康委员会于2020年联合发布的修订版就与ICH的E6最新修订版高度一致。

2019年5月，ICH发布指导原则《E8：临床试验的一般性考虑》的第一版修订草案，国家药监局作为成员之一也在公开征集国内的反馈意见和建议。这次修订的重要变化之一，就是响应越来越多的呼声，在临床试验的设计、计划和执行方面听取患者的意见和建议，以了解患者的真实需求。受试者如何以一种更有影响力的方式参与临床试验已经开始得到国际药品监管部门等相关各方的高度关注。

2021年6月国家药监局发布了《2020年度药品审评报告》，2021年11月国家药监局药审中心发布《中国新药注册临床试验现状年度报告（2020年）》从中我们可以欣喜地看到，近五年新药临床试验审评通过数量在逐年健康增长。这也意味着，需要更多的受试者参与新药临床试验。

没有受试者参与，何来临床试验；没有临床试验，何来新药；没有新药，又如何应对未满足的临床需求。为了帮助公众认识理解进而支持临床试验，2017年7月由来自全国大型医院、医药企业、媒体等相关单位的有识之士共同发起并投身临床研究促进公益科普工作。这其中就包括泰格医药和"研发客"新媒体等企业，还包括中山大学肿瘤医院临床研究部洪明晃主任、泰格医药曹晓春总裁和研发客毛冬蕾主编等在业余时间无偿投入这一公益事业的专业人士。名单太长，未能一一列出，并不表示他们没有付出。

从事临床试验相关工作的专业人士都清楚，我们有研究者手册，为研究者提供所有有关被试验药物的信息及已有的动物实验和人体临床试验结果。那么公众、潜在受试者和受试者呢，如果想了解临床试验，从哪里能"一站式"获得所需要的科普知识和信息呢？如果《药物临床试验受试者小宝典》能有这样的帮助，将会令人感到无比欣慰，再次感谢。

副主编　常建青

《药物临床试验受试者小宝典》编后感言二

　　我是"研发客"和"临床研究公益促进基金会"微信公众号一名普通的编辑。大学毕业后，怀揣着对文字和医药行业的热爱，加入了国家药品监督管理局下属的南方医药经济研究所《医药经济报》，负责编辑国内外新药信息来稿。

　　20年前，本土企业研发的创新药凤毛麟角，而我对新药的认知几乎为零，不仅是我，当时很多公众和媒体对研发新药必不可少的临床试验也知之甚少。在常年工作中，我逐渐了解了有关概念，并开始了自己的思考。20世纪90年代末到21世纪初，跨国药厂"重磅新药"推陈出新，那时候，是小分子药物发现开发的黄金时代。国外大型制药企业并购重组、美国FDA、欧盟EMA和日本PMDA新药审批等来自海外的医药信息充盈着我们报纸的版面，但国内制药行业这样的新闻报道却寥寥无几。

　　究其根本，当时我国制药行业的主旋律是原料药生产出口、仿制国外新药和改良进口等。在新药研发和药物临床试验领域，无论是国家战略层面的鼓励、专利保护、新药技术审评指南指导、参与新药临床研究的企业、国家和社会投入的资本，还是媒体对其探讨都乏善可陈。大众甚至是许多医药工作者对新药研发和临床研究也都不了解，并没有意识到它的重要性。

中国科学院院士、药物化学家陈凯先教授曾公开说，以往我们直接仿制国外上市新药的做法不可持续，我们要么高价进口国外药物，要么等到国外专利到期后再进行仿制，这对于我们这样一个人口众多的发展中国家而言，是不能想象的。

直到2000年初期，中国加入世界贸易组织（WTO），原国家食品药品监督管理局2007年版《药品注册管理办法》对新药认定标准提高，中国创新水平逐步提升，创新药物迎来了萌芽阶段，人们才开始了解和探讨临床试验。

在这一过程中，为了让临床试验进展顺利，获得受试者和家人的认可和认同是首要条件。先是相关试验机构的研究者为患者深入讲解，使其充分了解当前国际上针对自己疾病的治疗水平和最新进展，了解自身疾病的预后以及目前标准治疗所能达到的疗效，为大众普及临床试验的好处。

随着受试者亲身体会到参与临床试验可以减少经济支出，获得医疗团队更好的照顾，还可能提前一步从新药中获益，也开始逐渐口口相传，慢慢地，越来越多人愿意去了解临床试验。此时，国内出现像深圳微芯、恒瑞医药等早期就致力于做创新药的公司。与此同时，制药外企在中国纷纷建立研发中心以开展注册临床将进口药带入中国，海外大量学成归来的制药研发人员回流。2015年，国务院颁布实施《关于改革药品医疗器械审评审批制度的意见》（国发〔2015〕44号），加之国家药监局一系列监管改革及技术指南出台，我国药物研发才最终到达了今天蓬勃发展的局面。而越来越多媒体也自发对这一领域进行报道。也是在2015年微信风起云涌之时，我和业内同道戴佳凌先生共同创建了"研发客"，报道中国的新药科学监管和临床研究，为行业助力。

回看我国制药创新十数年的风雨历程，老百姓对药物临床试验的认知从空白，到了解，再到如今在各大公众号中热烈讨论新冠肺炎治疗药物和疫苗开发，这一行业从无人知晓到广为人知，新药研发和临床试验也早已深入人心。尤其在新冠肺炎疫情期间，公众对我国和全球新冠肺炎治疗药物和疫苗的关注达到了空前的高度，足见大家对科学与临床试验知识的渴求。

就连我读高中的小侄子也因为我在朋友圈发的文章逐渐了解了药品知识。我跟他说，生物医药行业是高风险、高投入、高产出的朝阳领域，研发一个新药，可以救治成千上万的病人。他告诉我，未来也要和我一样，从事制药工作。

每一个新药研发和临床研究数据的背后都是每一位受试者和研究者的付出。正是带着这样小小的愿望，行业众多有志之士与北京世纪慈善基金会联手，创建了"临床研究促进公益基金"微信公众号，宣传和科普与新药临床试验相关文章。

今天，在中山大学肿瘤医院临床研究部洪明晃主任、教授和泰格医药政策法规事务副总裁常建青的组织和策划下，我们邀请了行业知名专家撰写《药物临床试验受试者小宝典》，并配上清新典雅的插画。《药物临床试验受试者小宝典》的目的在于告诉大家临床试验是什么？它会经过哪些步骤和流程？参与临床试验有什么作用？会有哪些风险等。力图将众多专业知识用通俗易懂的科普语言告知给公众，让大家了解和积极参与临床试验。

而常老师和洪主任为了这次重新出版成书，常常往返北京广州两地，反复讨论，其敬业、专业精神，令人感动，一如全行业的从业人员为了心爱的事业坚守着。衷心感谢所有为新药临床试验付出的专家学者和从业者以及患者。

持之以恒，让我们为您科普临床试验！

副主编　毛冬蕾